Beate Handler

Mit allen Sinnen leben

Beate Handler

Mit allen Sinnen leben

Tägliches Genusstraining

2. Auflage

GOLDEGG VERLAG

Der Verlag und seine Autorin sind für Reaktionen, Hinweise oder Meinungen dankbar. Bitte wenden Sie sich diesbezüglich an verlag@goldegg-verlag.at.

ISBN: 978-3-902729-15-6

Mommsengasse 4/2
A-1040 Wien
Telefon: +43 (0) 1 5054376-0
E-Mail: office@goldegg-verlag.com
http://www.goldegg-verlag.com
Lektorat und Herstellung: Goldegg Verlag GmbH

Geleitwort

Bobby McFerrin singt: „Don't worry, be happy." Leichter gesagt als getan, weil glücklich zu sein für uns Menschen alles andere als einfach und selbstverständlich ist.

Stress, Hektik und Sorgen vermiesen uns oftmals das Glücklichsein.

Wir alle kennen das Gefühl, nicht eine Minute freie Zeit zu haben. Wir werden morgens vom Wecker aus dem Bett geläutet, müssen unsere Kinder zur Schule bringen, hasten in die Arbeit, hetzen von Termin zu Termin, sollen danach noch den Haushalt führen, sind überlastet und verbringen den ganzen Tag – nein, besser gesagt unser ganzes Leben – im Stress.

Und damit sollen wir glücklich und zufrieden sein?

In diesen Turbulenzen des menschlichen Alltags stellen wir uns oft die Frage „Was habe ich heute nicht geschafft?" und gelangen damit in einen Teufelskreis aus Schuldgefühlen, Ärger und Selbstvorwürfen. Individuelle Bedürfnisse treten dabei rasch in den Hintergrund, oder sie bleiben gleich verborgen. Wir widmen uns – obwohl sich das paradox anhört – lieber unseren „gewohnten Zeit- und Energiefressern", klagen über diese und bleiben damit mehr in der Vergangenheit hängen, als im Hier und Heute grundlegende Veränderungen auszuprobieren.

Vielfach werden Bedürfnisse, deren Umsetzung mit Veränderungen verbunden wäre, nicht nur nicht wahrgenommen, sondern wir erleben diese eher als mühsam und schwierig, denn als lustvoll.

Wohlbefinden im Alltag zu finden, den Belastungen entgegenzuwirken und unsere Genüsse und Bedürfnisse zu achten sind nicht erst mit der stressiger gewordenen Zeit entstanden, sondern sind grundlegende Motive von uns Menschen.

Damit wir mit unseren Bedürfnissen, Gefühlen und unserem Denken angenehmer umgehen können, müssen wir sie uns zuerst einmal bewusst machen und ihnen und uns Zeit geben, einander besser kennen zu lernen.

Wir benötigen ein sehr feines Gespür, um unsere Bedürfnisse wahrzunehmen, so wie wir ein kleines Pflänzchen hegen und pflegen. Besonders Rituale oder bewusst aufgesuchte Gelegenheiten können uns dabei helfen, das Leben einfacher zu gestalten und auch Veränderungen umzusetzen.

Das Genusstraining an sich ist ein etablierter Baustein in der verhaltenstherapeutischen Psychotherapie. Hier findet es Anwendung in der Behandlung einer Vielzahl von Erkrankungen. Menschen mit depressiven Episoden, Angsterkrankungen, Essstörungen, psychosomatischen Erkrankungen, chronischen Schmerzen, Herz-Kreislauf-Erkrankungen, Schlafstörungen, sexuellen Störungen, Suchtproblemen oder Zwangserkrankungen können davon sehr profitieren.

Dieses Training kann das Gefühl vermitteln, sich selber etwas Gutes tun zu können und dadurch auch zur Krankheitsbewältigung beitragen. Es kann sowohl in Einzel- als auch in Gruppensitzungen durchgeführt werden.

Jedoch möchte ich nicht unerwähnt lassen, dass das Genusstraining nicht nur für „kranke" Menschen ein Schritt auf dem Weg der Besserung sein kann, sondern vielmehr eine große Bereicherung für Jeden (auch für „Gesunde") sein kann.

Aufmerksames Hinhören, genaues Ansehen, detailliertes Schmecken, intensives Riechen und lustvolles Tasten gehören auch zum sich entspannen Lernen und bilden eine notwendige Basis, um mit Stress und alltäglichen Belastungen umzugehen und unserem einzigartigen und wertvollen Körper im Sinne der Selbstfürsorge und Prävention wieder Energie und Kraft zuzuführen.

Ich bin sehr froh darüber, dass nicht ein weiterer unverständlicher Wälzer vor Ihnen und mir liegt, sondern ein handhabbarer und motivierender Begleiter entstanden ist.

Ich wünsche Ihnen viel Freude und viele Genussmomente beim Lesen, Mut bei der Formulierung Ihrer Ziele und Ausdauer bei der Umsetzung der Veränderungen!

Wien, Oktober 2008

Mag. *Harald Hornich*
Klinischer-, Gesundheits- und Arbeitspsychologe
Psychotherapeut – Verhaltenstherapie

„Vorfreude" statt Vorwort

Genussvoll ist es für mich, zu beobachten, in welch kurzer Zeit die erste Auflage dieses Buchs zahlreiche LeserInnen zum achtsamen Genießen verführt hat. Genussvoll ist es daher auch, nun die Aufgabe zu haben, das Vorwort für die zweite Auflage dieses Buchs schreiben zu dürfen! Genussvoll und natürlich auch sehr freudvoll war es, zahlreiche positive Rückmeldungen über das Buch zu erhalten.

Eine für mich besonders schöne Aussage einer Leserin war: „Ich verwende dieses Buch ähnlich einem Kochbuch. Es steht griffbereit im Bücherregal und ich nehme es immer wieder heraus um nachzuschlagen. So entdecke ich immer neue Genussmomente."

Ebenso begeisterte mich die Rückmeldung „Das Buch ist großartig! Jetzt erkenne ich, was ich alles genieße und wie viele Genussmomente mein Alltag in sich birgt. Davor nahm ich das gar nie so bewusst wahr".

Aus dem Kreis der PsychologInnen, PsychotherapeutInnen und diesem Fach angrenzenden Berufsgruppen erhielt ich ähnlich positive Rückmeldungen. Dadurch wurde mir bewusst, dass ich mit dem Buch jenes Ziel erreicht habe, welches zu Erreichen mein Wunsch war und dessen Erfüllung mich nun mit großer Freude erfüllt: Dieses Buch schafft es, sowohl Fachleute anzusprechen, als auch jene LeserInnen, die es ausschließlich aus Interesse, Lebensfreude und Genussfreude lesen.

Diese Buch hat auch dazu beigetragen, mir meine eigenen Genussmomente noch genussvoller zu gestalten und meine Achtsamkeit alle Sinne betreffend zu intensivieren – wie gesagt, auch „Profis" müssen regelmäßig trainieren.

Heute hat mich mein Kater auf mehr Achtsamkeit hingewiesen, indem er mir mehrmals mit der Pfote das Büchlein wegdrückte, das ich las, während ich ihn streichelte. Recht hatte er damit, denn so wurde das Streicheln für ihn und für mich zum Hochgenuss!

„Profis" im Genuss mit allen Sinnen sollten nie ihre Laufbahn beenden – Genuss kann immer ausgeformt und neue Genussmomente können entdeckt werden. Außerdem kann sich jeder Mensch zum

Genuss-Profi entwickeln. Was und wie jemand genießt, ist natürlich von Persönlichkeit zu Persönlichkeit unterschiedlich.

Im Falle, dass Sie auch die noch versteckten, mystischen und zauberhaften Seiten Ihrer Persönlichkeit auf genussvolle und heitere Art kennenlernen möchten, darf ich Ihnen mein zweites Buch *„Meine magische Persönlichkeit. Persönlichkeitsanalyse mit der Erdgeistchenmethode"* ans Herz legen. Es bietet die Möglichkeit, in spielerischer, genüsslicher, ja fast märchenhafter Weise in die Welt der psychologisch fundierten Persönlichkeitsstile einzutauchen, ohne jedoch Gefahr zu laufen, zu „psychologisiert" und diagnostiziert zu werden oder sich gar an fachlicher Trockenheit zu verschlucken. Auch ist dieses Buch ein Genuss fürs Auge, da die Erdgeistchen in ihrer ganzen Farbenpracht, in der sie von der Malerin Marie Tewa erschaffen wurden, die Kapitel zieren.

Um Sie nun aber nicht zu lange von den Genussmomenten dieses Buchs abzuhalten, schieße ich mit einem Zitat von Jane Austen:

Dass uns eine Sache fehlt, sollte uns nicht davon abhalten,
alles andere zu genießen.

Inhaltsverzeichnis

Genusseinstimmung

Mit allen Sinnen zu leben bedeutet, täglich kleine oder größere Genussmomente zu erfahren sowie Wohlbefinden und Lebenszufriedenheit zu verspüren. Viele Menschen verfügen über diese Fähigkeiten und Fertigkeiten und setzen sie auch bewusst ein. Für sie kann dieses Buch als „Refresher" nützlich sein. Für jene, die noch etwas unsicher sind, ob sie es tun, kann es Sicherheit schaffen. Alle, die genussbereitendes Sinneserleben lebenslänglich weiter aufbauen, ausweiten oder sensibilisieren möchten, werden hier viele Anregungen und Vorschläge finden.

Dass Genusstraining, auch als euthymes Verfahren (also etwas, das der Seele gut tut) bezeichnet, zählt für mich zu den wichtigsten Bereichen in meiner psychologischen und psychotherapeutischen Arbeit. Warum? Ganz einfach: Weil

- mit allen Sinnen leben genießen können bedeutet,
- Genießen für jeden Menschen notwendig ist,
- Genießen so genussvoll ist,
- Genießen gesundheitsfördernd ist,
- Genießen (fast) immer möglich ist,
- Genießen von Materiellem unabhängig ist,

- Genießen keinem Trend unterworfen ist,
- Genießen auch eine therapeutische Strategie für jede psychische Problematik ist,
- Genießen Burnout verhindern hilft und
- Genusstraining nicht nur Psychotherapie, sondern auch eine Förderung des allgemeinen Wohlbefindens bedeutet.

Wo aber fange ich an? Aufgrund meiner langjährigen psychotherapeutischen Arbeit ist so viel an Genusswissen vorhanden, dass es sich als genussvoll erweist, zu Beginn einmal Struktur zu schaffen.

Das Genusstraining oder euthyme Verfahren hat seine Wurzeln in der Verhaltenstherapie. Rainer Lutz (1999) führt Ron Ramsay von der Universität Amsterdam als „Vater des Genusstrainings“ an. 1972 brachte Ramsay diesen Ansatz in Marburg interessierten Studierenden nahe, unter anderem auch in Form eines Essprogramms für Menschen mit Übergewicht. Lutz und Koppenhöfer brachten dann 1983 das Buch „Kleine Schule des Genießens“ heraus. Seither ist das Genusstraining ein Schwerpunkt der Verhaltenstherapie und wird bei Depressionen, Zwangserkrankungen, Essstörungen, psychosomatischen Erkrankungen, Schmerzstörungen sowie dem Erschöpfungssyndrom eingesetzt.

Genießen können ist jedoch auch im Bereich der Gesundheitserhaltung wichtig. Euthyme, also genussbringende Verhaltensweisen, auszuüben bedeutet Freude, Lachen, Wohlfühlen, Glücksmomente, Entspannung und Tagträumen täglich erleben zu können. In einer Zeit, in der Herausforderungen, Zeitdruck und hohe Leistungsanforderungen zum Alltag gehören und neben dem Beruf auch Familie, Haushalt und Kindererziehung energieintensive Bereiche darstellen, kann Genussfähigkeit und -fertigkeit sowie die regelmäßige Integration in den Alltag vor negativen Auswirkungen vieler Stressoren schützen. Für Menschen, die von Krankheiten oder Funktionseinschränkungen wie z.B. Hörverminderung, Diabetes, Gelenk- und Stützsystemerkrankungen, Neurodermitis, Depression, Angsterkrankungen oder zahlreichen anderen Beschwerden betroffen sind, kann Genusstraining und in Folge bewusster Genuss im Alltag viel zur Lebenszufriedenheit beitragen.

Als Genuss wird eine positive Sinneserfahrung bezeichnet, an der mindestens ein Sinnesorgan beteiligt ist und die mit körperlichem und/ oder geistigem Wohlbefinden verknüpft ist. Der Ursprung von „genießen" ist ein ganz anderer, als wir den Begriff heute einsetzen. „Genießen" kommt von „etwas benutzen". Heute sind noch die Begriffe Nutznießung und Nießbrauch in Verwendung.

Das ist das Recht an beweglichen Sachen, an Rechten, an einem Vermögen oder an einem Grundstück, dieses wie Eigentum zu behandeln, obwohl es kein Eigentum ist. Das heißt, der Nutznießer hat den vollen Genuss der Sache, dem Eigentümer verbleibt während der Dauer der Nutznießung nur das „nackte" Eigentum. In Österreich wird dies mit Fruchtgenussrecht bezeichnet. Um von diesen juridischen Bedeutungen wieder einen Abstand zu finden, gehe ich zu einer lustvolleren Definition über, denn sie ist eine häufige Assoziation zu Genuss und Lust.

In Meyers Onlinelexikon wird Genuss als eine der Lust verwandte, angenehme Empfindung definiert. Lust ist beschreibbar als eine intensiv angenehme Weise des Erlebens, die sich auf unterschiedlichen Ebenen der Wahrnehmung zeigt. Lust und Sexualität sind eng miteinander verknüpft. Lust kann man aber auch beim Essen oder in der Kreativität empfinden.

Man kann auch Lust auf etwas verspüren. Durch Reflexion des Lustgefühls und gezielten Einsatz der „Lustbarkeit", also des Angenehmen, wird aus Lust Genuss.

Auch Bewegung kann ein Lustgefühl auslösen (man sagt ja auch „Ich habe Lust, mich zu Bewegen"), weil man sich selbst intensiver spürt. Um das festzustellen, muss ich aber auch genau dieses Gefühl als Gedanken fassen – also eine Empfindung reflektieren und beschreiben. Erst dann kann ich diese Tätigkeit bewusst einsetzen, um mir Genuss zu verschaffen.

Bewegung kann aber ebenso Gefühle der Unlust auslösen. Bewegungsmuffel werden bei der Vorstellung einer sportlichen Aktivität wohl eher Unlust empfinden. Wobei bewiesen ist, dass Bewegungsmuffel, haben sie sich einmal überwunden, doch Bewegung zu machen, dieses Gefühl dann sehr wohl genießen können. Zusätzlich dazu können sie auch durch das Wissen, sich überwunden und sich etwas Gutes getan zu haben, Genuss verspüren.

Was hier jedoch auch deutlich wird, ist, dass Genuss etwas sehr Individuelles ist. Nur weil ich es genussvoll finde, regelmäßig Bewegung zu machen, so heißt das noch lange nicht, dass es für andere Menschen auch genussvoll ist. Nur weil es für Frau Mustermann genussvoll ist, am Strand in der Sonne zu liegen, ist es das nicht automatisch auch für Sie, oder für mich. Jedoch ist es eindeutig für jeden Menschen gesund, regelmäßig Bewegung zu machen. Und: Es ist auch eindeutig für jeden Menschen gesund, regelmäßig zu genießen.

Um mich nicht in einer verwirrenden Spielerei mit Begriffen zu verfangen, wechsle ich zum Gegenteil von Genuss. Ich sinnierte bereits darüber, ob es bei Genuss einen Gegensatz gibt, wie es bei der Freude die Trauer ist. Naheliegend wäre die Askese. Allgemein versteht man unter Askese den zielgerichteten Verzicht auf sinnliche Genüsse und Vergnügungen. Sowohl in der Theorie, als auch in der Praxis des Genusstrainings zeigt sich, dass Askese eng mit Genuss verbunden ist. Askese erhöht den Genuss, und so ist das Leben, wie der Philosoph Friedrich Ast es beschreibt, auf ewige Weise Einheit und Gegensatz zugleich – also ohne Askese ein Genuss.

Sehr treffend und schön finde ich die Aussage von Lü Bu Wei „Kälte und Hitze, Nässe und Trockenheit sind Gegensätze, und doch bringen sie in gleicher Weise den Menschen Nutzen. Es gibt nicht nur einen Weg, den Menschen zu nützen, man muss nur alles zu seiner Zeit tun." aus seinem Buch „Frühling und Herbst des Lü Bu We", S. 384.

Rahmenbedingungen von Genuss, auch als „Genussregeln" bezeichnet, sind ein wichtiger Faktor. Mir gefällt zwar die Bezeichnung „Genussregeln" nicht besonders, aber sie sind sehr wichtig, wie Sie in den nachfolgenden Kapiteln noch erfahren werden. Regeln erleichtern uns ja auch das Leben und sind nicht zwangsläufig immer etwas Schlechtes. Ich persönlich schätze z.B. den geregelten Straßenverkehr, in dem ja immer noch Individualität und Chaos ihren Platz haben. Wie wäre es erst, wenn wir keine Verkehrsregeln hätten? Wäre es gefährlicher? Oder wäre es geordneter? Wäre es vielleicht auch heiter?

Nun habe ich Humor ins Spiel gebracht, denn dieser kann Genuss begünstigen. Es geht allerdings nicht um jene Art des Humors, die bedeutet, über jeden Witz zu lachen oder Menschen auszulachen. Michael Titze und Peter Hain sind im deutschsprachigen Raum Kapazitäten des therapeutischen Humors. Humor wird von ihnen nur dann als konstruktiv und gesund erachtet, wenn Empathie und Wertschätzung dem Menschen gegenüber besteht. Hesse beschreibt im Werk „Steppenwolf" mit „Aller höherer Humor fängt damit an, dass man die eigene Person nicht mehr ernst nimmt" das wesentliche Element des gesunden Humors. Kann ich über mich selbst lachen und das Leben komisch finden, ohne dadurch die Liebe und Achtung für mich selbst und die Menschen im Allgemeinen zu verlieren, verfüge ich über gesunden Humor.

In der österreichischen Tageszeitung „Der Standard" entdeckte ich in einem Interview ein Statement des bayrischen Kabarettisten Gerhard Polt: „Man lernt sich über die Jahre selbst kennen. Man muss ja. Oft überraschen einen die eigenen Abgründe. Und es ist nicht nur erschreckend, das ist auch komisch!" Der Blick auf das Komische, Heitere, Lustige kann und wird die Häufigkeit meiner Genussmomente steigen lassen und die der Ärgermomente reduzieren. Um das zu beweisen, benötigt man kein aufwändiges statistisches Verfahren, sondern es ergibt sich daraus, dass, wenn ich weniger Zeit mit Ärgern verbringe, mir mehr Raum fürs Genießen bleibt. Ärger und Genuss sind nicht kompatibel. Ärger kann zwar ein Motor sein, um etwas zu verändern und diese Veränderung kann dann genussvoll sein. Ich kann jedoch nicht gleichzeitig ärgerlich sein und Genuss verspüren. Ärger ist sogar so dominant, dass er Angst überdecken und Mut steigern kann. Das Gefühl, mutig gewesen zu sein, kann man dann sehr wohl genießen. Somit kann zielgerichteter Ärger Genuss zuträglich sein. Ein häufig vorhandenes, leicht zu schürendes, allgemeines ärgerlich sein stellt jedoch ein Hindernis für Genuss dar.

Habe ich nun einen Tag vor mir, der viele Herausforderungen in sich birgt, so kann auch schon die Vorfreude auf ein genussvolles Ereignis den Tag verschönern. Vorfreude empfinden manche Menschen sogar noch erfüllender als das Erleben des genussvollen Ereignisses selbst. So schreibt G. E. Lessing: „Ein Vergnügen erwarten ist auch ein Vergnügen." Diesen Spruch entdeckte ich auf der Schleife eines Ildefonsos, welches ich mir genussvoll – Schicht für Schicht – auf der Zunge zergehen ließ. Seither hat diese rosagoldene Schleife ihren Platz über meinem Schreibtisch. Sie erinnert mich daran, mich vorzufreuen und ruft mir auch die Gaumenfreude der weichen, wohlschmeckenden Schokolade in Erinnerung.

Nun hoffe ich, Ihre Vorfreude auf den weiteren Buchinhalt geweckt zu haben!

Genusstraining, 300 v. Chr. auf Samos

Selbstfürsorge, dazu zählt seine Bedürfnissen zu erkennen und ihnen nachzukommen, sich Genussmomente zu schaffen und sein Wohlbefinden zu steigern, ist ein wichtiger Faktor in der Erhaltung und Förderung der Gesundheit. Dies war auch schon Inhalt der Erkenntnislehre von Epikur. Seine Botschaft ist, dass Glück machbar ist. Glaubhaft wird dies durch seine Aussage, dass nicht Völlerei, Materielles oder Exzesse ein lustvolles Leben erzeugen, sondern der nüchterne Verstand und die Vernunft. Das Einhalten von Grenzen, maßvoller Umgang mit der Welt und ein sinnvolles Abwägen von Enthaltsamkeit, um dadurch den Genuss zu steigern – diese Faktoren tragen zur Lebenszufriedenheit bei. Eine besondere Haltung ist nötig, um ein zufriedenes Leben ohne Verwirrung und mit innerer Ausgeglichenheit zu führen. Wenn ich Wohlbefinden anstrebe, muss ich Sorgen und Furcht überwinden. Hier werden die Parallelen zur Verhaltenstherapie sehr deutlich, wie es beispielsweise die Disputationstechniken (kognitives Umstrukturieren, Dagegendenken) zum Ziel haben.

Anleitung zur Selbsthilfe, Wissen vermitteln, Trainieren, im Alltag umsetzen und dadurch nachhaltige Veränderungen zu erzielen – das sind die Grundlagen der Schule Epikurs, genau wie die der Verhaltenstherapie.

Selbstpflege, Selbstsorge, Selbstwirksamkeit, soziale Kompetenz, Selbstsicherheit, soziale Interaktion, Genuss, Humor – das sind Begriffe der emotional-kognitiven Verhaltenstherapie, ebenso wie der Lehren Epikurs.

Epikur fordert auch, dass der Mensch lachen und philosophieren soll. Ein Vorschlag, der über Jahrhunderte hinweg immer noch aktuell ist!

Der Genussstern:

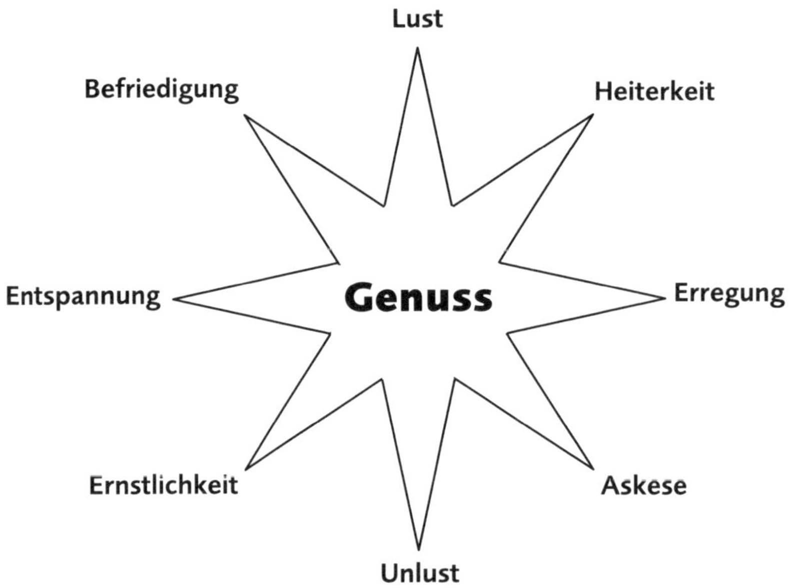

Das Zusammenwirken aller Faktoren ermöglicht Genuss.

Zutaten für Genuss

Jeder Mensch ist in der Lage, Genuss zu empfinden. Das bedeutet jedoch nicht, dass alle Menschen tatsächlich genießen. Eine genussbejahende Erziehung ist eine Voraussetzung dafür. Wobei: Was Hänschen nicht lernt, lernt Hans immer noch – die ursprüngliche moralisierende Form des Sprichworts wird in der Verhaltenstherapie widerlegt. Da der Mensch von seiner Geburt an bis zum Tod lernfähig ist, kann er auch Genießen lernen. Dazu dienen euthyme Verfahren, also das Genusstraining. Wobei das Trainieren für Anfänger, Fortgeschrittene und Profis Sinn macht – denn auch Spitzensportler müssen immer noch weiter trainieren. Nur weil ich etwas kann, bedeutet es nicht, dass ich es nicht noch ausformen und verfeinern kann. Menschen, für die Genießen seit ihrer Kindheit erlaubt war und auch gefördert wurde, haben den Vorteil, in verschiedenen Bereichen bereits Erfahrungen gesammelt zu haben. Wobei mir auffällt, dass bewusstes Genießen dennoch nicht so häufig vorkommt. Viele Menschen machen zwar viele Dinge, die genussvoll sind, aber sie sind dabei nicht achtsam und erfahren dadurch auch weniger Genuss. Achtsamkeit ist somit eine grundlegende Voraussetzung für Genuss, unabhängig davon, ob ich gelernt habe, mir Wohlbefinden zuzugestehen.

Manchen Menschen fällt es, aufgrund ihrer Lebensgeschichte oder aufgrund von Erkrankungen, schwer, zu genießen. Hier ist ein Genusstraining mit psychotherapeutischer Unterstützung zu empfehlen.

In meiner Arbeit als Klinische Psychologin mit dem Schwerpunkt Psychosomatik frage ich Menschen, ob sie regelmäßige Genussmomente erleben und in ihrem Alltag Genussnischen errichtet haben. Bei manchen beobachte ich hier ein Zögern. Der Grund dafür ist aber nicht der, dass es diese Genussmomente und -nischen nicht gibt, sondern der Begriff „Genuss“, der den Betroffenen Sorgen bereitet. Benutze ich dann Beschreibungen wie

- „etwas zu tun, was mir sehr gut tut“,
- „etwas tun, wobei ich mich wohl und entspannt fühle”,
- „etwas tun, das mir so richtig Freude oder Spaß bereitet“,
- „etwas tun, bei dem ich mich richtig wohl fühle“,
- „Zeiträume, in denen ich mich besonders wohl fühle“,
- „eigene Bedürfnisse erfüllen“,
- „etwas, wobei ich Energie tanken kann“ oder
- „nichts zu tun und mich dabei wohl fühlen“,

dann beginnen oft die Gesichter freudig zu leuchten und ich bekomme ausführliche und reichhaltige Informationen zu den Lebensgenüssen der Menschen.

Nach solchen Gesprächen kam schon oft das Feedback, dass es so noch gar nicht gesehen wurde, aber dieser Zugang hilfreich ist, um in Zukunft achtsamer an das Genießen heranzugehen.

Somit stellt Genusstraining eine Anleitung zur Wahrnehmungsdifferenzierung, Aufmerksamkeitsfokussierung und zum Wiederentdecken und -erforschen der einzelnen Sinne dar. Eine hedonistische, genussbejahende Lebenseinstellung und die Förderung der gedanklichen Vorstellung sowie des Fantasierens sollen vermittelt werden.

Unser Alltag besteht aus unangenehmen und angenehmen Dingen. Hier gilt es nun, unser Augenmerk auf Angenehmes zu richten. In

Folge kann dann das Angenehme auch helfen, Unangenehmes leichter und sogar lieber in Angriff zu nehmen.

Überlegen Sie, was Sie besonders genießen und ob Sie einen „Favoritsinn" haben, oder ob alle Ihre Sinne ausgewogen zu Ihren Genüssen beitragen. Beobachten Sie in nächster Zeit achtsam Ihr Genussverhalten!

Das Rennen nach dem morgigen Glück
hindert uns daran, das heutige Glück zu genießen.
[Walter Ludin, Schweizer Journalist und Autor]

Bauwerk Achtsamkeit

Achtsamkeit ist im Buddhismus beheimatet. Darauf werde ich nicht weiter eingehen, sondern auf die daraus entwickelten Bereiche, die auch leichter in unseren westlichen Alltag integrierbar sind. Pioniere, die diesen Begriff der Achtsamkeit unter psychotherapeutischen Prinzipien beschreiben und einsetzen, sind Kabat-Zinn mit der achtsamkeitsbasierten Stressreduktion oder Segal, Williams und Teasdale mit der achtsamkeitsbasierten kognitiven Therapie (MBCT) oder auch Linehan mit ihrer dialektischen Verhaltenstherapie. So spielt Achtsamkeit in Psychologie und Psychotherapie sowie im Alltag eine wichtige Rolle.

Thich Nhat Hanh bietet dem Leser in seinem Buch „Das Wunder der Achtsamkeit" die Möglichkeit, die Brücke von der buddhistischen Verwendung des Begriffs zum westlichen Alltag zu beschreiten, gute Anregungen zu finden und sich beim Lesen zu erfreuen.

Kabat-Zinn führt als wesentliches Element der Achtsamkeit an:

» *Aufmerksamkeitslenkung auf den aktuellen Moment, das bedeutet wir sind uns bewusst, dass wir etwas Bestimmtes tun.* «

Durch die gezielte Aufrechterhaltung dieser Aufmerksamkeitslenkung, was als „nicht-abgelenkt-sein“ zu beschreiben ist, werden aufkommende Gedanken an etwas anderes gestoppt. Die Nicht-Bewertung aller aufkommenden Bewusstseinsinhalte ist dabei wesentlich. Wir registrieren die Geschehnisse, ohne uns etwas dazu zu denken oder sie zu interpretieren.

Wir sind uns bewusst, dass unsere Wahrnehmung von Dingen und Begebenheiten immer subjektiv ist, weil es immer unterschiedliche Perspektiven gibt. Achtsamkeit ist somit mehr als nur Konzentration.

Umgesetzt in den Alltag bedeutet das, mit aller Aufmerksamkeit bei dem zu sein, was ich gerade mache und dieses Tun bewusst mit den Sinnen wahrzunehmen. Mit den Gedanken im Hier und Jetzt zu sein, nicht in die Zukunft oder Vergangenheit zu grübeln oder gar zu „katastrophisieren“.

In der deutschen Übersetzung des Achtsamkeitsfragebogen KIMS (dem Kentucky Inventory of Mindfulness Skills) werden vier Aspekte der Achtsamkeit erfasst.

1. Mit Aufmerksamkeit handeln – das bedeutet, bewusste Handlungen zu setzen, etwas bewusst Erleben, Konzentration für etwas aufzubringen, also das Gegenteil vom Autopilotenmodus. Ein Beispiel aus dem KIMS: „Wenn ich lese, richte ich all meine Aufmerksamkeit auf das, was ich lese.“

2. Beschreiben – bedeutet die Fähigkeit, wahrgenommene Gefühle und Gedanken mit Worten beschreiben oder benennen zu können. Beispiel aus dem KIMS: „Ich kann meine Gefühle gut in Worte fassen.“

3. Akzeptieren ohne Bewerten – das heißt, die momentane Realität so zu nehmen wie sie ist, ohne ihr dabei Kategorien wie gut/schlecht oder richtig/falsch zuzuschreiben. Als Negativbeispiel aus dem KIMS: „Ich glaube, dass einige meiner Gedanken unnormal sind, und dass ich nicht so denken sollte.“

4. Beobachten – damit ist die Fähigkeit, innere und äußere Reize möglichst genau wahrzunehmen, gemeint. Beispiel aus dem KIMS: „Wenn ich dusche oder bade, bin ich mir des Gefühls des Wassers auf meinem Körper bewusst."

Haben Sie das Bedürfnis, sich intensiv mit Achtsamkeit in einer Form, die für unsere westliche Welt angemessen ist, auseinanderzusetzen, so finden Sie im Buch „Achtsamkeit in der Körperverhaltenstherapie" Probiersituationen mit einer Anleitung auf CD. Probiersituationen heißen sie deshalb, weil Probieren erst durch Unvoreingenommenheit möglich ist. Man sollte nichts Bestimmtes erwarten und nicht krampfhaft versuchen, etwas richtig zu machen. „Die geeignetste Weise, mit unserem Organismus umzugehen, ist die einer interessierten, gelassenen und spielerischen Grundhaltung" (Klinkenberg, 2007, S. 83).

Auch wenn es schön wäre, immer Achtsam zu sein und Unachtsamkeit zu vermeiden, erscheint mir ein solcher Anspruch als fast unmöglich. Offen für Neues zu sein und sich möglicher Vorurteile und Automatismen bewusst zu sein sowie die eigene Unachtsamkeit wahrzunehmen, erscheint mir als guter Ansatz und der Beschreibung von Klinkenberg auch sehr nahe.

Hierzu fand ich im Internet, im Glücksarchiv, eine Geschichte:

Ein Mann wurde einmal gefragt, warum er trotz seiner vielen Beschäftigungen immer so glücklich sein könne.
Er sagte:
„Wenn ich stehe, dann stehe ich,
wenn ich gehe, dann gehe ich,
wenn ich sitze, dann sitze ich,
wenn ich esse, dann esse ich,
wenn ich liebe, dann liebe ich …"
Dann fielen ihm die Fragesteller ins Wort und sagten:
„Das tun wir auch, aber was machst Du darüber hinaus?"

Er sagte wiederum:
„Wenn ich stehe, dann stehe ich,
wenn ich gehe, dann gehe ich,
wenn ich …"
Wieder sagten die Leute:
„Aber das tun wir doch auch!"
Er aber sagte zu ihnen:
„Nein –
wenn ihr sitzt, dann steht ihr schon,
wenn ihr steht, dann lauft ihr schon,
wenn ihr lauft, dann seid ihr schon am Ziel."

Glück und Achtsamkeit stehen in Zusammenhang und Genuss gesellt sich ebenfalls dazu. Genuss trägt zum Glücksgefühl bei, Achtsamkeit ist eine Vorsaussetzung. Die Glücksforschung boomt zur Zeit, so fand z.B. im Oktober 2007 in Spillern ein Symposium zu diesem Thema statt. Am Institut für experimentelle Glücksforschung wurde folgende Definition erarbeitet:

» *Glücklichsein ist ein Gemütszustand, gekennzeichnet durch den spontanen Wunsch nach Fortdauer oder Wiederkehr.* «

Wichtig sei es auch in der Arbeitsmedizin, nicht nur für die Gesundheit am Arbeitsplatz zu sorgen, sondern auch den arbeitenden Menschen ein Glücklichsein zu ermöglichen. Aus meiner Sicht zählt eben zu diesem Glücklichsein am Arbeitsplatz, neben anderen wichtigen Bereichen, auch das tägliche Einbauen von Genussnischen in den Arbeitstag.

Hier möchte ich Ihnen eine Probiersituation vorschlagen:

Gibt es einen Platz in Ihrem Arbeitsbereich, an dem Sie sich wohl fühlen? Falls Sie nicht gerade dort sind, rufen Sie ihn sich in Erinnerung und versuchen ihn vor Ihrem inneren Auge genau zu sehen. Was mögen Sie daran? Verfolgen Sie Ihren inneren Film und beobachten Sie achtsam, welche Faktoren hier zu Ihrem Wohlbefinden beitragen:

- Raum,
- Möbelstücke,
- Gegenstände,
- Lichteinfall,
- Geruch,
- Temperatur,
- Raumatmosphäre,
- Arbeitsaufgabe,
- Sessel,
- Menschen,
- Stille/Geräusche und/oder
- Luftfeuchtigkeit.

Diese Fantasiereise können Sie auch für Ihren Lieblingsplatz außerhalb der Arbeit durchführen. Auch in der Realsituation ist eine solche Wohlfühlanalyse sinnvoll und Sie üben sich bei dieser Übung auch gleich in Achtsamkeit. Diesen Achtsamkeitsversuch können Sie nun ausweiten, indem Sie auf einem Stückchen eines Fußwegs bewusst wahrnehmen, wie Sie bei jedem Schritt, den Sie gehen, den Fuß zuerst mit der Ferse aufsetzen und dann abrollen – Sie gehen nun achtsam.

Eine persönliche Erfahrung, warum es wichtig ist, seine Aufmerksamkeit auf das zu richten, was man gerade tut, um Genuss zu erreichen, erzähle ich in einer kurzen Geschichte.

Da ich entdeckt habe, dass mir regelmäßige Läufe sehr gut tun, habe ich Laufen in meinem Alltag eingebaut. Ich muss gestehen, ich bin nicht die Genussläuferin, die beim Laufen aufgrund der Endorphinproduktion Glücksgefühle empfindet, sondern ich mag es, in der Natur zu laufen, zu schwitzen, mich ein bisschen anzustrengen und mich danach mit einem guten Kaffee und dazu etwas Süßem zu belohnen. So war es auch an einem ungewöhnlich warmen Tag im Feber, an dem die Sonne strahlte, so dass ich das Laufen nicht ein bisschen, sondern sehr anstrengend fand und mich durch meine Runde quälte. Die Gedanken, bald meine Belohnung zu bekommen motivierten mich zwar, nicht abzubrechen, aber sie begannen auch, meine ganze Aufmerksamkeit in Besitz zu nehmen. Vor meinem inneren Auge schwebte der aufgeschäumte Nespresso: „Eine violette Kapsel werde ich mir heute nehmen und einen Lebkuchenkeks, einen mit einer Kirsche drauf und einen kleinen Linzeraugenkeks werde ich mir auch gönnen. Ah, ich sehe schon meinen Platz zum Dehnen!“ Ja, ich hatte mein Ziel real vor Augen, aber aus dem Kaffee und den Keksen wurde es nichts. Denn genau in diesem Augenblick war ich gestolpert, ruderte noch hilflos mit den Armen durch die Luft, um den Sturz abzufangen, aber es war schon zu spät, ich tauchte mit dem Gesicht in das spätwinterliche Asphaltmeer. Statt Keksen und Kaffee gab es einen Spitalsbesuch mit Desinfektion und Pflaster für mich. Die Folge meiner Unachtsamkeit war glücklicherweise nur ein zerschundenes Gesicht und eine aufgeschlagene, blutende Nase, eine spätere (wenn auch nur vorübergehende) Folge war der Zuruf „Rocky“ und die bleibende Spätfolge: eine Narbe auf der Nase.

Nietzsche meint „Viele verfolgen hartnäckig den Weg, den sie gewählt haben, aber nur wenige das Ziel“ – hier steht das Ziel im Vordergrund. Konfuzius hingegen postuliert „der Weg ist das Ziel“, und eine dritte Variante, die mich vermutlich zu Fall gebracht hat, ist jene von Peter Weber, einem Schweizer Komiker:

» *Der Weg ist das Ziel, aber manchmal ist das Ziel im Weg.* «

Wir haben uns optimal auf die schnelllebige Zeit eingestellt: Unser Gehirn denkt flüchtiger und unser Mund verspricht sich fließender.
[Daniel Mühlemann, Übersetzer und Aphoristiker]

Achtsamkeit und Zeit

Forscher stellten fest, dass sich das Zeiterleben von Kultur zu Kultur und sogar von Stadt zu Stadt unterscheidet. Je größer die Metropole, umso hektischer das Treiben. So soll ein italienischer Postbeamter zweimal so lange für den Verkauf einer Briefmarke brauchen wie ein japanischer Beamter.

In jedem Fall ist der Satz „Wenn du es eilig hast, gehe langsam" nicht zu widerlegen. Befinde ich mich in Hektik, werden mir viel häufiger Missgeschicke unterlaufen, da Hektik und Achtsamkeit nie in einem Team spielen. Ich werde dadurch auch langsamer, obwohl ich mir selbst Schnelligkeit vortäusche.

Allerdings funktioniert unsere Wahrnehmung unter Hektik durchaus sehr gut. Die Schematheoretiker Minsky und Rumelhart (1975) gehen von der Annahme aus, dass unser schneller Umgang mit Information deshalb möglich ist, weil Regelmäßigkeiten in der Welt und die Art, wie wir täglich damit umgehen, in Form von Schemata in unserem Gehirn gespeichert sind. Schemata sind ähnlich wie Piktogramme, also vereinfachte Darstellungen von komplexen Geschehnissen, die eine weitgehend automatisierte Informationsverarbeitung begünstigen. Wir zahlen jedoch den Preis dafür, dass sich unsere Wahrnehmung, das Gedächtnis und das Denken leicht zugunsten des

Vertrauten und Erwarteten irren. Einen stark vereinfachten Vergleich bietet das Kleinkinderspielzeug, bei dem Kinder eine Form in die richtige Auslassung eines Objekts stecken müssen. Die verschiedenen Formen repräsentieren all die Reize, die ständig auf uns einströmen, das Plastikobjekt mit den passenden Einwurfschlitzen ist unser Gehirn. Automatismen haben somit natürlich eine wichtige Funktion, um in einer so schnellen Zeit überleben zu können. Umso mehr könnten wir uns Achtsamkeit und Zeit vergönnen, da Unachtsamkeit die Fehleranfälligkeit erhöht, trotzdem das menschliche Hirn so gut programmiert ist. Auch wenn es durchaus heiter sein kann, im Auto zu bemerken, dass man einen Laufschuh und einen Straßenschuh trägt oder die Butter in den Geschirrspüler und das Messer in den Kühlschrank gelegt hat.

Eine Geschichte, die ich einmal als Rundmail zugeschickt bekam, zeigt deutlich die Nachteile auf, wenn man mehrere Dinge gleichzeitig tun möchte.

Ich beschließe das Auto zu waschen, als ich zur Tür gehe, sehe ich, dass die Post auf dem Tisch liegt. Na gut, ich werde das Auto waschen. Aber zuerst werde ich gucken, wer mir geschrieben hat.
Ich lasse die Schlüssel auf dem Schreibtisch liegen, schmeiße die Post weg, die mich nicht interessiert und stelle fest, dass der Mülleimer voll ist. Ich werde die Rechnungen und Kontoauszüge im Schreibtisch verstauen und den Mülleimer ausleeren, aber wo die Schublade des Schreibtisches schon mal offen ist, könnte ich doch eigentlich gleich die Schecks ausstellen, um die Rechnungen zu bezahlen.
Wo ist mein Scheckheft? Auweia! Es ist nur noch ein Scheck drin. Mein Vorrat an Schecks ist in der zweiten Schublade des Schreibtisches. Ah, da auf dem Schreibtisch ist ja das Glas mit dem Saft, den ich gerade trinken wollte. Ich werde die anderen Schecks suchen. Aber zuerst muss ich das Glas wegstellen, das steht zu nah am Computer.
Ach, dann kann ich den Saft ja auch gleich wieder in den Kühlschrank stellen, er ist schon ganz lauwarm. Ich gehe in Richtung Küche und sehe, dass die Pflanzen Wasser brauchen. Ich stelle das Glas Saft auf das Tischchen und JUHUUUU!

Da ist sie ja, die Brille! Die habe ich den ganzen Morgen gesucht! Die sollte ich besser sofort verstauen. Ich fülle eine Kanne mit Wasser und nähere mich meinen durstigen Pflanzen.
Ärgerlich! Jemand hat die Fernbedienung in der Küche gelassen. Und ich habe mich halb tot gesucht als ich sie brauchte. Am besten bringe ich sie gleich dahin zurück, wo sie hin gehört. Ich gieße meine Pflanzen ein wenig (ein bisschen gieße ich auch den Boden, den werde ich aber bestimmt gleich saubermachen), werfe die Fernbedienung auf den Sessel und gehe auf die Haustür zu, die ganze Zeit mit dem Gedanken beschäftigt, was es denn noch mal war, was ich eigentlich machen wollte!
Am Ende des Tages: Das Auto ist nach wie vor schmutzig, die Rechnungen sind unbezahlt, das Glas Saft steht auf dem Tischchen in der Küche, meine Pflanzen haben nicht genug Wasser, um überleben zu können, im Scheckheft ist nach wie vor nur ein Scheck und die Autoschlüssel kann ich beim besten Willen nicht finden.
Als mir klar wird, dass ich den ganzen Tag überhaupt nichts zu Ende gebracht habe, bin ich überrascht, denn eigentlich war ich DEN GANZEN TAG BESCHÄFTIGT!

Es gibt hin und wieder solche Tage, an denen man mehr oder weniger zerstreut ist. Gelingt es mir dann so gar nicht, aufmerksam zu sein, ist Akzeptanz eine Möglichkeit. Akzeptiere ich, dass ich heute wieder mal ein Traummännlein oder -weiblein bin, so bleibt mir ein bisschen Ärger erspart, da ich es ja sowieso nicht ändern kann und ich könnte mich dann auch noch fragen, welches Bedürfnis ich denn jetzt eigentlich hätte und mir dieses vielleicht erfüllen.

Bedürfnisse und Gefühle

Die Bedürfnispyramide wurde von Maslow im Jahr 1943 als Modell veröffentlicht. Sie besagt, dass die Grundbedürfnisse befriedigt sein müssen, damit höhere Bedürfnisse an Bedeutung gewinnen können:

Zu den Grundbedürfnisse zählen:

- Körperliche Bedürfnisse, wie Atmen, Trinken, Essen, Schlaf, Ruhe, Bewegung, Anregung, Sexualität und Schutz vor den Elementen.
- Bedürfnis nach Sicherheit, wie Stabilität, Zuverlässigkeit, Struktur, Regeln, Moral, Gesetzen, Grenzen, Schutz der Existenz, des Arbeitsplatzes und Eigentums, Wohnung, Altersvorsorge und Gesundheit.
- Bedürfnis nach sozialen Beziehungen, wie Freundeskreis, Partnerschaft, Liebe, Nächstenliebe, Fürsorge, Zuneigung, Geborgenheit, Kommunikation, Gemeinschaft, akzeptiert zu werden und Dazugehören.

Zu den höheren Bedürfnissen zählen:

- Bedürfnis nach sozialer Anerkennung, wie Stärke, Erfolg, Tüchtigkeit, Bedeutung, Respekt, Selbstbestätigung, Status, Wohlstand, Geld, Macht, Wissen, Können, Unabhängigkeit, Prestige, sportlichen Siegen und Auszeichnungen.

- Bedürfnis nach Selbstverwirklichung, das bedeutet das eigene Potential ausschöpfen und entfalten zu können – Talententfaltung, Individualität, Weltverständnis, Spontanität, Natürlichkeit, Zielorientiertheit, Allein sein können, Autonomie, Kreativität, Selbstwertgefühl, Lebensgestaltung, Kunst, Philosophie und Ethik.

Bedürfnispyramide:

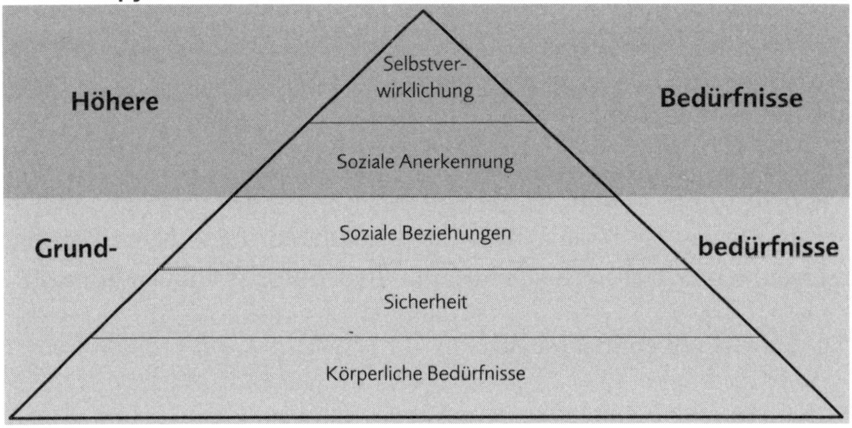

Auch wenn das Modell von Maslow kritisiert und hinterfragt wird, kann es dazu dienen, zu überdenken, welche der Bedürfnisse für mich bereits befriedigt sind, welche mir sehr wichtig sind und für welche ich eine Befriedigung anstrebe.

So postuliert Maslow, dass es Krankheiten hervorruft, wenn die Grundbedürfnisse nicht erfüllt sind. Die Befriedigung dieser dient somit der Salutogenese, also der Gesundheitsentstehung. Das bestätigt sich in aktuellen Forschungen immer wieder.

Auch ist es normal, dass wir folgende Bedürfnisse aufweisen und auch deren Erfüllung anstreben:

- Eigenwerbung zu betreiben,
- die eigenen hohen Ansprüche zu signalisieren,
- ein gutes Selbstwertgefühl zu zeigen,

- sich über Kontakte aufwerten und positiv abheben,
- Kompetenz und Expertentum erkennen zu lassen,
- beispielhaft erscheinen, in gutem Licht darstellen,
- sich attraktiv zu fühlen und dies zu zeigen,
- Offenheit Menschen und der Welt gegenüber zu zeigen,
- Glaub- und Vertrauenswürdigkeit herausstellen,
- hohen Status und Prestige herauskehren und
- bei anderen Menschen beliebt zu sein.

Sie müssen jetzt nicht entsetzt sein und sich für abnormal halten, wenn Sie nicht all diese Bedürfnisse so deutlich aufweisen. Viele Menschen verspüren bei dem einen oder anderen Bedürfnis Hemmungen oder einen Widerstand. Wie es Karl Valentin schon ausdrückte: „Tun hätte ich schon gewollt, dürfen habe ich mich nicht getraut.“

» *Wer wenig Wünsche hat, den kann man auch zu wenigem gebrauchen.* «

[Frühling und Herbst des Lü Bu We, S. 336]

Nehmen Sie hingegen all diese Bedürfnisse als völlig selbstverständlich und auch durchgehend als befriedigt an sich wahr, werden Sie dieses Buch vermutlich nicht lesen, denn wer kann Ihnen denn noch etwas über Genuss erzählen?

Grundsätzlich gilt, dass ein bestimmtes Ausmaß an gesunder Selbstdarstellung und das Bedürfnis danach der Selbstfürsorge und in Folge dem Genuss und dem Wohlbefinden zuträglich ist und daher vorhanden sein soll. Ist das Ausmaß zu gering, kann man die dazu nötigen Fähigkeiten, Fertigkeiten, Denkmuster und Verhaltensweisen mit psychotherapeutischer Unterstützung sorgsam und individuell so aufbauen, dass die Person dadurch eine Vielzahl an adäquaten Bedürfnissen und Gefühlen empfinden lernt.

Verspüre ich Hunger oder Durst, so strebe ich an, etwas zu essen oder zu trinken. Ist mein Bedürfnis dann befriedigt, so werde ich vermutlich ein angenehmes Gefühl verspüren. Wir unterscheiden verschiedene Grundgefühle oder Emotionen. In der Psychologie wird von sieben Grundemotionen ausgegangen, die weltweit gleichermaßen erkannt und ausgedrückt werden: Freude, Trauer, Furcht, Wut, Überraschung, Ekel und Verachtung.

Gefühle drücken sich im Gesicht, in der Stimme, in der Körperhaltung und in der Bewegung aus. Sowohl negative wie positive Gefühle haben wichtige Signal- und Überlebensfunktionen. Ohne gesunde Angst würden wir uns in lebensgefährliche Situationen begeben, ohne Freude würden wir verkümmern und ohne Ekel – das will ich mir gar nicht vorstellen.

Es ist wichtig, sich mit Gefühlen zu befassen und sie als dem Menschen zugehörig zu sehen!

Stavemann (2003) stellt Grundemotionen in einem Gefühlsstern dar. Durch diesen Stern ist ersichtlich, dass jedes Gefühl in verschiedenen Erregungsstärken vorkommen kann. Die Grundemotionen sind durch die Außenpunkte repräsentiert. Es werden ihnen, je nach Ausdruckstärke, eigene Begriffe zugeordnet. Von der Gleichgültigkeit in der Mitte steigt die Intensität der Gefühle zu den Spitzen hin an.

Es gibt Menschen, die ihre eigenen Gefühle schwer benennen können und für die diese Darstellung des Gefühlssterns sehr hilfreich ist. Kann ich meine Gefühle benennen und deren Stärke differenziert wahrnehmen, so unterstützt mich das in meiner Bedürfniswahrnehmung, Achtsamkeit, Akzeptanzfähigkeit, und Genussfähigkeit.

Das Erkennen, Benennen und Akzeptieren können von Gefühlen stärkt die emotionalen Fähigkeiten und Kompetenzen des Menschen und trägt zur psychischen Stabilität bei. Das Benennen der Gefühle bildet im Gehirn eine Vernetzung zwischen dem Entstehungsort und dem Bereich, der für die Gedanken und das Bewusstsein zuständig ist. Somit werden diffuse Vorgänge zu so genannten kognitiven Repräsentationen, vorstellbar als „Gedankenbilder“. Wodurch ich Einfluss nehmen kann, indem ich Handlungen setze, die dazu beitragen, dass ich mich besser fühle. Anders ausgedrückt: Ich kann mir dadurch meine Bedürfnisse bewusst machen. Im besten Fall kann ich diese befriedigen, im schlechtesten Fall muss ich sie noch aufschieben. Bedürfnisaufschub wiederum kann aber der Vorfreude dienlich sein, welche ja angeblich die größte Freude ist.

Gefühlsstern nach Stavemann:

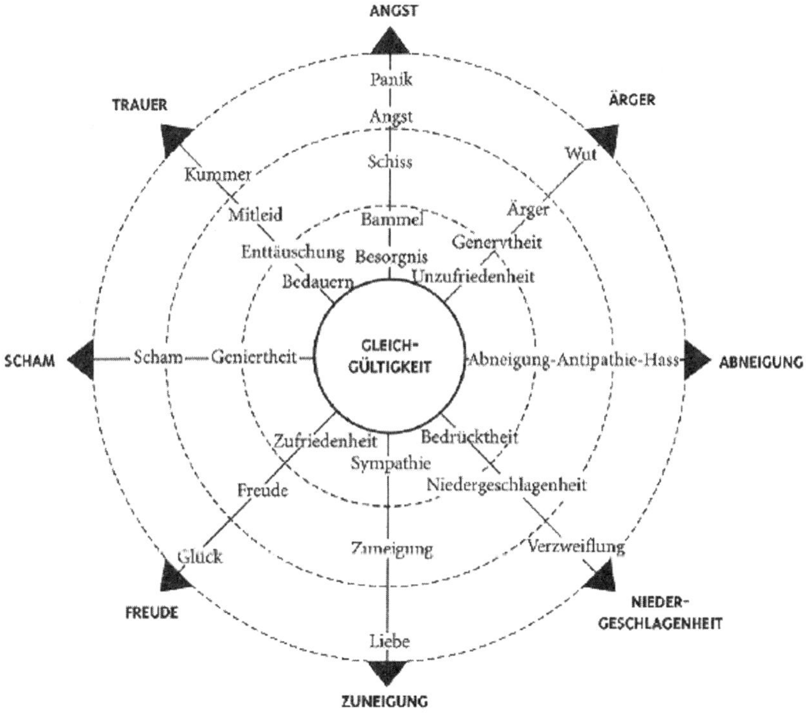

Gefühle sind unsere ständigen Wegbegleiter. So erfolgt auch die Beurteilung jeder neuen Situation über Gefühle. Wenn ich Gefühle erkennen und benennen kann, hilft es, Ordnung in ein Gefühlschaos zu bringen.

Versuchen Sie doch einmal, Ihre Gefühle in verschiedenen Situationen genau zu benennen. Eine gute Anregung hierzu finden Sie in der nachfolgenden Tabelle. Genau genommen handelt es sich hierbei zwar nicht um reine Gefühle, jedoch eignen sich die Begriffe, um Gefühlszustände zu bezeichnen.

Gefühlsbegriffe:

abgelehnt	gelöst	stimuliert
aggressiv	genervt	stolz
amüsiert	geschockt	tatendurstig
angeekelt	gleichgültig	teuflisch
angenommen	glücklich	tolerant
angespannt	grüblerisch	traurig
angetörnt	hartnäckig	triumphierend
ängstlich	Hass	überrascht
ärgerlich	Heimweh	überspannt
arrogant	integriert	unaufrichtig
aufgewühlt	interessiert	unbefangen
ausgeruht	konfus	unruhig
ausgeschlafen	kräftig	unschuldig
bedroht	krank	unsicher
bedrückt	kribbelig	unterwürfig
beflügelt	lässig	unverstanden
befriedigt	liebenswert	unwiderstehlich
begeistert	lustig	verächtlich
belustigt	missbilligend	verarscht
beruhigt	missbraucht	verführerisch
beschämt	misshandelt	verlassen
distanziert	misstrauisch	verlegen
durchtrieben	motiviert	verletzt
egoistisch	müde	verliebt
eifersüchtig	munter	verlogen
eifrig	mürrisch	verloren
eingeengt	nervös	verspielt
einsam	neugierig	verspottet
entschlossen	niedergeschlagen	verstanden
entspannt	passiv	versunken
erfüllt	prahlerisch	vertrauensvoll

erheitert	ratlos	verzweifelt
erregt	respektiert	vorsichtig
erschrocken	satt	wohlig
erwartungsvoll	scheu	würdevoll
fasziniert	schmollend	wütend
faul	sehnsüchtig	zerknittert
fröhlich	sehnsuchtsvoll	zornig
frustriert	selbstgefällig	zufrieden
Furcht	selbstsicher	zurückgewiesen
gehässig	selig	zurückgezogen
geil	skeptisch	zappelig
gekränkt	softig	zerfahren
gelangweilt	spannungsgeladen	zänkisch
gelassen	stark	zuversichtlich

Verspüre ich Gefühle, die mit negativen Begriffen zu beschreiben sind, so hilft es mir wenig, zu versuchen „positiv zu fühlen“ oder betrübt, ärgerlich, ungeduldig darüber zu sein, dass ich mich nicht gut fühle.

Gefühle unterliegen nicht der willentlichen Kontrolle, ich kann sie als Verbündete betrachten und mich mit ihnen arrangieren, oder ich betrachte sie als Feinde und kämpfe gegen sie an, wodurch ich mich aber weiter unter Gefühlsstress setze. Stress führt zur Ausschüttung von Stresshormonen – das passiert vorrangig im Gehirn, vor allem das Limbische System ist für unsere Gefühle zuständig. Aufgrund der aktuellen Forschung weiß man, dass Gefühle nicht ewig anhalten. Unser Körper sorgt dafür, speziell das Gehirn verfügt über ein Selbstschutzsystem, das die Ausschüttung bestimmter Stresshormone nach einer bestimmten Zeit stoppt. Dieser Vorgang braucht seine Zeit und ist nicht durch Ungeduld voranzutreiben. Ein Drei-Minuten-Ei braucht ja auch drei Minuten und nicht eine oder fünf. Emotionen sind vorübergehende Zustände, vorausgesetzt wir vermeiden oder verdrängen unsere Gefühle nicht.

Falls Sie Lust haben, können Sie über einige Wochen auch ein Gefühlstagebuch führen. Sie können es selbst frei gestalten, oder Sie greifen auf den folgenden Vordruck zurück.

Das Tagebuch der Gefühle soll dabei unterstützen, die Wahrnehmung von Gefühlen zu schulen. Führen Sie es für 1–3 Wochen. Ein paar ruhige Minuten am Tagesende an einem angenehmen Platz eignen sich dafür. Kreuzen Sie einfach an, welche Gefühle Sie an dem Tag empfunden haben.

Tagebuch der Gefühle:

GEFÜHLE	MO	DI	MI	DO	FR	SA	SO
glücklich							
interessiert							
aufgeregt							
zärtlich							
liebevoll							
sehnsuchtsvoll							
fröhlich							
geliebt							
dazugehörig							
gemocht							
entspannt							
wohlig							
befriedigt							
müde							
gelassen							
fürsorglich							
mitfühlend							
überrascht							
zuversichtlich							
zufrieden							
selbstbewusst							
respektiert							
entschlossen							
nervös							
ängstlich							
verarscht							
schmollend							
bedrückt							
gekränkt							
bedauernd							
traurig							

GEFÜHLE	MO	DI	MI	DO	FR	SA	SO
gereizt							
ärgerlich							
wütend							
abgelehnt							
enttäuscht							
unsicher							
angeekelt							
neidisch							
eifersüchtig							
beschämt							

Angst und Vorsicht sowie Ekel sind, trotzdem sie als negativ bewertet werden, wichtige Wegbegleiter der Menschheit und haben unser Überleben gesichert. Auch wenn wir heute anderen Gefahren ausgesetzt sind als unsere Vorfahren, haben solche Gefühle immer noch Schutzfunktionen. So schützt uns Ekel davor, eine stinkende, verdorbene Speise zu essen. „Gesunde Angst“ bewahrt uns davor, aus einem fahrenden Zug zu springen. Seinen Gefühlen zu vertrauen macht also Sinn! Ihnen sinnlos zu vertrauen hingegen nicht. Schränken mich Gefühle in meinem Leben ein und nehmen an Häufigkeit und Intensität so zu, dass ich die Kontrolle verliere, ist Handlungsbedarf gegeben – man spricht dann von Krankheit. Wird etwa die Angst zu Panik, die Lust auf etwas zur Sucht, die Vorsicht zum Zwang, die Schüchternheit zur sozialen Phobie, dann ist fachliche Unterstützung wichtig, um aus diesem Teufelskreis wieder heraus zu finden.

Kennen Sie den Becherkuchen? Das ist ein Kuchenrezept, bei dem Zutaten in Bechern angegeben sind und das Verhältnis der Zutaten, samt Freude am Backen, zum Genusserlebnis führt:

1 Becher Schlagobers
1 Becher Zucker
2 Becher Mehl
4 Eier
1 Pkg Vanillezucker
1 Pkg Backpulver

Das Backrohr auf 180° C vorheizen. Alle Zutaten in eine Schüssel geben und mit dem Mixer vermischen. In eine gebutterte und gestaubte Kastenform füllen und ca. 50–60 Minuten backen. In ausgekühltem Zustand in kleinen Stücken genießen.

Dieses Rezept ist abgewandelt auch anwendbar für einen KOBAGERAN:

1 Becher Bauchgefühl
1 Becher Rationale Analyse
2 Becher Selbstvertrauen
4 tiefe Atemzüge
1 Pkg Bedürfnisse
1 Pkg Leichtigkeit und Zuversicht

Das Hirn von 180 unnötigen Gedanken frei machen. Alle Zutaten auf einen 50–60 Minuten langen Spaziergang mitnehmen und beim flotten Gehen durchmischen. Die durchdachte und durchfühlte Masse in Form bringen und servieren.

Ein Kobageran, die „Kombination von Bauchgefühl und Rationaler Analyse" ist aus einer ausgewogenen Gefühlsküche eigentlich nicht mehr wegzudenken. Beim Hantieren mit und dem Servieren von Gefühlen kann man auch noch Folgendes beachten:

Wenn ich von meinen Gefühlen spreche, sollte ich in der Ich-Form sprechen. „Ich freue mich, dass …", statt „man freut sich, dass …" oder „ich ärgere mich über …" statt „du ärgerst mich …" oder „ich langweile mich …" statt „man langweilt sich bei diesem Buch". Denn Ihr Gefühl kann Ihnen niemand absprechen. Sie haben ein Recht auf Ihr Gefühl! Ich kann Ihnen nicht sagen, „Nein, Sie langweilen sich nicht" – aber ich kann sehr wohl behaupten „Ich habe kein langweiliges Buch geschrieben"!

Positive Gefühle rückzumelden und auszusprechen ist etwas, das jeder tun kann. Oder sind wir mehr daran gewöhnt, das was nicht passt, fehlt oder nicht in Ordnung ist anzusprechen? Selbstbeobachtung wird Ihnen darauf Ihre individuelle Antwort geben!

Quält Sie ein Gedanke, ein Gefühl oder ein unliebsamer Zeitgenosse, so versuchen Sie, ob Ihnen eine Übung aus dem Bereich der Wegwerf- oder Abfalltechnik von Walch (1976) Erleichterung und ein angenehmes Gefühl beschert:

Stellen Sie sich einen Behälter vor, eine Kiste, Truhe, ein Fass oder einen Käfig, in den Sie nun den unangenehmen Gedanken, das Gefühl oder den Zeitgenossen hineinpacken. Sie verschließen das Behältnis sicher und gut. Nun befestigen Sie es mit einem reißfesten Strick an einen riesengroßen roten Ballon. Der Ballon ist gut gefüllt und zieht schon im Aufwind an seiner Ladung. Sie lassen los und der Ballon steigt sofort stetig in die Höhe, bewegt sich weg von Ihnen, treibt weiter und weiter weg. Er wird kleiner und kleiner. Bald ist er nur noch ein verschwindender roter Punkt am Horizont. Gleichzeitig stellen Sie sich vor, wie mit der Entfernung des Ballons, der das Behältnis weg von Ihnen trägt, auch das Problem und die Belastung, die damit verbunden ist, kleiner und unbedeutsamer wird.

Sie können diese Übung, wenn Sie Ihnen gefällt und Sie sie als wirksam wahrnehmen, in vielen Situationen anwenden. Ich selbst verwende den roten Ballon des Öfteren in nicht konstruktiven Besprechungen, in denen ich Anwesenheitspflicht habe und die infolge gewisser Verhaltensweisen und Aussagen des Vorsitzenden emotionale Turbulenzen in mir auslösen. Ich stecke diese Person dann immer in einen Käfig, hänge diesen an den roten Ballon und lasse ihn in der Ferne verschwinden. Scheinbar mache ich diese Übung nicht richtig, denn die Person sitzt bei der nächsten Besprechung wieder völlig unversehrt und frohen Mutes auf ihrem überdimensionalen Ledersessel. Aber warum soll ich ihr keine schöne Ballonreise vergönnen, wenn ich dabei auch meine Ruhe finde?

Freude trägt wie ein Schwimmgürtel.
[Else Pannek, deutsche Lyrikerin]

Vorfreude, Wohlbefinden und Askese

Frustrationstoleranz ist ein wertvoller Besitz. Habe ich eine solche, so werde ich auch Vorfreude spüren können. Verfüge ich über eine geringe Frustrationstoleranz, so werde ich natürlich auch genießen können, jedoch wird es mir verwehrt bleiben, großes Vergnügen zu empfinden, wenn ich auf ein Vergnügen warten muss.

Frustrationstoleranz beinhaltet, dass ich in der Lage bin, ein unangenehmes Gefühl über einen gewissen Zeitraum hinweg auszuhalten, ohne dabei aggressiv oder verstimmt zu werden. Es geht also darum, Enttäuschungen aushalten und Bedürfnisse aufschieben zu können.

Wir eignen uns diese Fähigkeit im Lauf unseres Lebens an, in der Kindheit wird bereits die Basis dafür geschaffen. Auch gibt es Krankheitsbilder, die mit einer mangelnden Frustrationstoleranz einhergehen, wie beispielsweise die Hyperaktivitätsstörung. Es tragen jedoch, außer den körperlichen, auch immer weitere Faktoren dazu bei: Erziehungsstil, Modellpersonen, soziales Umfeld – also die biopsychosozialen Bedingungen, unter denen ein Mensch aufwächst. Jeder Mensch ist zudem dazu in der Lage, seine Frustrationstoleranz zu steigern. Beginnt ein Training im frühen Kindesalter, so kann dieses gute Erfolge bringen. Kinder erkennen und empfinden dann auch die Vorteile deutlicher, sie spüren ihre Selbstwirksamkeit und die Autonomie, die diese Fähigkeit mit sich bringt. Im Erwachsenenalter muss erst der Leidensdruck sehr hoch sein, um die Toleranzschwelle für Frustration zu erhöhen. Nur der Vorfreude wegen wird es jedenfalls niemand machen.

Auch heißt es nicht, dass ich mich in allen Lebensbereichen ständig und ausdauernd frustrieren lassen soll, sondern nur, dass ich über die Fähigkeit verfügen sollte und sie bei Bedarf einsetzen kann. So muss ich nur deshalb, weil ich schnell Laufen kann, nicht ständig alles im Sauseschritt erledigen. Es wird mir jedoch zugute kommen, wenn ich bei Laufveranstaltungen teilnehme, zum letzten Bus sprinte oder einem Verfolger davonlaufe. Ich kann es tun, wenn ich es will, und das ist wichtig.

Wie steht es mit Ihrer Frustrationstoleranz?

Stellen Sie sich vor, Sie haben sich mit Freunden zum Essen verabredet. Sie treffen im Lokal ein und wollen sich an einen freien Tisch setzen, werden dann aber darauf aufmerksam gemacht, dass dieser und alle anderen reserviert sind. Was fühlen, denken und tun Sie?

Sie sind den ganzen Nachmittag entspannt im Bad im Schatten gelegen, um der Sommerhitze der Stadt zu entgehen. Nun sind Sie so richtig angenehm träge und faul und wollen nach Hause gehen und schlafen. Sie haben allerdings ein Treffen mit jemandem in nächster Nähe vereinbart. Was fühlen, denken und tun Sie?

Sie haben sich eben vorgenommen, Sport zu betreiben und sich schon fertig umgezogen, als Ihnen eben jemand Ihre Lieblingsmehlspeise vorbeibringt. Die Mehlspeise steht nun in voller Pracht, gut duftend vor Ihnen, der Mund wird wässrig, wenn Sie an den herrlichen Geschmack denken. Was fühlen, denken und tun Sie?

Gefühle wie Ärger, Enttäuschung oder Müdigkeit in solchen Situationen zu empfinden ist durchaus angemessen, es ist jedoch ausschlaggebend, was Sie dann damit machen. So könnte die Enthaltsamkeit bei der Mehlspeise dazu beitragen, dass ich mich nach der sportlichen Anstrengung darauf freue. Vielleicht falle ich nach einem netten Plausch und einem kühlen Milchshake genüsslicher ins Bett als ich es trotz meiner Müdigkeit angenommen hätte. Oder ich entdecke dadurch, dass ich nicht reserviert habe, ein neues Lokal mit tollen Speisen. So kann es sein, dass das Überwinden von Frustrationsgefühlen als längerfristige Konsequenz zu meiner Zufriedenheit beiträgt.

Zufriedenheit ist etwas Individuelles und setzt sich aus Bausteinen zusammen. Wie groß und in welchem Stil meine persönlichen Räume der Zufriedenheit sind, hängt vom Lebensstandard, von der Kultur, Persönlichkeitsfaktoren, Einstellungen, Werten und der eigenen Lebensgeschichte ab. Richten Sie Ihr eigenes Gebäude der Zufriedenheit ein!

Gebäude der Zufriedenheit:

Ich bin:

Möchte ich mich persönlich weiterentwickeln? Wohin?

Wohnen ist für mich: Habe ich Lieblingsplätze?	Möchte ich etwas verändern?	Bewegung ist für mich: Bin ich ein Muffel, Fanatiker oder dazwischen?
Arbeit ist für mich: Kann ich sie mir interessant gestalten?		Freizeit ist für mich: Habe ich genug? Mag ich sie?
Glück ist für mich: Kann ich etwas dazu beitragen?		Wohlbefinden ist für mich: Ist es mir bewusst, wenn es vorhanden ist?
Entspannung ist für mich: Möchte ich neue Entspannungs-möglichkeiten ausprobieren?		Ein Problem ist für mich: Wie kann ich zur Lösung beitragen?
Gesundheit ist für mich: Kann ich sie fördern?	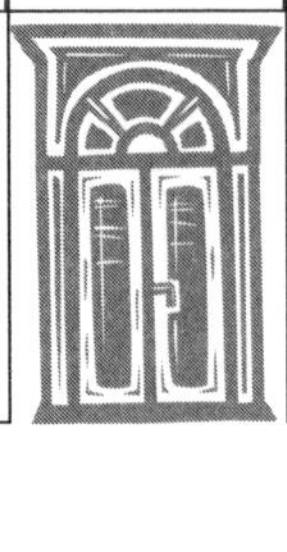	Stress ist für mich: Kann ich Stress reduzieren? Kann ich Pausen einlegen?

Es heißt, dass Menschen, die ein einfaches Leben führen, oft zufriedener sind als jene, die über Besitz und Reichtum verfügen. Ich würde es nicht so generalisieren, denn es kommt immer auf die persönlichen Einstellungen, Werte und Lebenserfahrungen sowie die Fähigkeit zur Selbstreflexion an. So kann ich mir vorstellen, dass die selbst gewählte Enthaltsamkeit oder Askese dem Genuss zuträglich ist. Unfreiwillige Enthaltsamkeit findet sich in der Armut. Arme Menschen können zwar durchaus Genussmomente erleben, jedoch wäre es vermessen zu sagen, dass Armut ein Vorteil für Genuss wäre. Dagegen spricht, wie schon zuvor im Kapitel „Bedürfnisse und Gefühle“ erwähnt, dass es wichtig ist, die existenziellen Grundbedürfnisse befriedigt zu wissen, bevor die höheren Bedürfnisse an Bedeutung gewinnen.

Überheblich ist es jedoch, unseren jeweiligen Wohlstand als selbstverständlich zu betrachten. Ihn zu schätzen ist empfehlenswert, uns an ihm zu erfreuen vorteilhaft und was Sie sonst noch damit machen können, überlasse ich Ihrer eigenen Fantasie.

Ich benutze den Begriff Askese in diesem Buch in einer weltlichen Form für zielgerichtete Anstrengung, Enthaltung, Selbstbeherrschung, Verzicht und Bedürfnisaufschub. Ich gehe dabei von einer gesunden Ausprägung aus. Asketisch wie Menschen mit Magersucht zu leben, davon sollte jeder, der dazu in der Lage ist, Abstand nehmen. Auch wenn die Disziplin und der Wille von Betroffenen bewundernswert sind, so handelt es sich um eine Krankheit und keine frei gewählte Lebensform.

Für den einen ist zum Beispiel das Gefühl körperlicher Anstrengung alleine schon Genuss sein, für den anderen hingegen ist das Nachlassen der Anstrengung, also das Gefühl danach und das Wissen, sich jetzt angestrengt zu haben, genussvoll.

Man kann sich in verschiedenen Bereichen anstrengen: körperlich, gedanklich und emotional. In Bereichen, in denen wir über gut ausgeprägte Fähigkeiten und Fertigkeiten verfügen, nehmen wir Anstrengung nicht so wahr, wie in jenen Bereichen, in denen eher unsere Schwachstellen liegen. Fähigkeiten betrachten Menschen oft als selbstverständlich und Schwachstellen als katastrophal.

Ich behaupte, dass gewisse Schwächen Vorteile haben, denn habe ich keine Schwächen, so muss ich mich nie anstrengen und alles fällt mir leicht. Alles was gut gelungen ist, ist dann selbstverständlich, nichts ist etwas Besonderes und alles alltäglich. Natürlich gibt es keinen Menschen, der frei von Defiziten ist. Viele Menschen erkennen jedoch ihre eigenen Stärken nicht und nehmen an, alle anderen können das auch, womöglich sogar noch besser. Sie sehen nicht, wie gut sie es selbst machen und dadurch werden Freude, Zufriedenheit, Wohlbefinden und auch Genussmomente unzureichend wahrgenommen.

Anstrengung als solche wahrzunehmen ist ein Bereich, dabei Genuss zu empfinden ein zweiter, nach der Anstrengung Zufriedenheit zu spüren ein dritter und während der Entbehrung oder Anstrengung Vorfreude zu empfinden ein vierter.

Schließen Sie Ihre Augen und stellen Sie sich vor, Sie machen eine Wanderung. Es ist Sommer, ein heißer Tag und gesundheitsbewusst wie Sie sind, haben Sie sich genügend zum Trinken mitgenommen – einen ungezuckerten Kräutertee. Sie sind gute zwei bis drei Stunden gewandert, es ist nun Mittag und die Hitze ist fast unerträglich. Sie schwitzen und schnaufen, denn der Weg geht ziemlich steil bergauf. Sie spüren die Wadenmuskulatur, Sie nehmen die Anstrengung der Muskeln bis in Ihre Pobacken wahr. Schweiß rinnt Ihnen in Ihre Augen und brennt. Noch eine Stunde bis zur Hütte, gibt der Wegweiser bekannt. Sie haben die Baumgrenze erreicht: Kein Schatten und noch keine Hütte in Sicht. Sie spüren die Brustmuskulatur und Ihre Lunge – bei jedem Atemzug. Der Tee schmeckt schal und ist lau. Sie spüren jetzt, dass Ihr Mund trocken ist, es hat sich auch bereits ein starkes Verlangen nach einem kühlen Getränk einstellt. Der Weg ist steinig und schwer zu begehen, daher geht es nur langsam voran. Noch immer ist nichts von der Hütte zu sehen und Ihre Getränkeflasche ist nun leer. Ein sehr steiles Stück mit Halteseil liegt nun vor Ihnen. Sie nehmen Ihre ganze Kraft zusammen und klettern hinauf. Ein Felsen verdeckt Ihnen die Sicht auf den weiteren Weg. So, jetzt haben Sie diesen passiert und sehen endlich in der Ferne die Hütte. Das letzte Stück ist eine Almwiese und angenehm zu begehen. Sie erreichen die Hütte und finden einen schattigen Platz. Ein Sommerlüftchen kühlt Sie und Sie bestellen ein Getränk, wonach Sie jetzt großes Verlangen verspüren. Es wird rasch serviert und Sie nehmen den ersten Schluck.

Was empfinden Sie beim Aufstieg? Was sind Ihre Gefühle und Gedanken dabei?

Wie empfinden Sie körperliche Anstrengung? Was sind Ihre Gefühle und Gedanken dabei?

Was empfinden Sie beim Wegweiser? Was sind Ihre Gefühle und Gedanken, als Sie ihn sehen?

Was empfinden Sie beim letzten Steilstück mit Seil? Welche Gefühle und Gedanken werden wach?

Was empfinden Sie, als Sie die Hütte sehen? Welche Gefühle und Gedanken haben Sie?

Wie empfinden Sie das letzte Stück des Weges auf der Almwiese? Fühlen und Denken Sie etwas dabei?

Was empfinden Sie, als Sie im Schatten Platz nehmen? Kommen Gefühle und Gedanken?

Was empfinden Sie, als Sie die Getränkebestellung aufgeben? Gefühle, Gedanken?

Was empfinden Sie beim ersten Schluck? Fühlen und Denken Sie dabei etwas?

Sie können nun anhand Ihrer Antworten erkennen, ob Sie zu jenen Menschen zählen, die an körperlicher Anstrengung Freude und Genuss empfinden und/oder während der Anstrengung die Vorfreude ihr Begleiter ist und sie motiviert und/oder ob Sie nach der Anstrengung zufrieden und stolz sind. Sie können auch überlegen, ob die Imagination wie das Getränk in Ihre Kehle rinnt und die Vorfreude darauf intensiver ist als dann das tatsächliche Trinken. Oder ob der erste Schluck Ihres kühlen Wunschgetränks schon Hochgenuss ist oder erst die Menge der Flüssigkeit, die ihren Körper durchfließt.

Es geht hierbei jedoch nicht um richtig oder falsch oder um Genusstypen, sondern dies soll dazu dienen, die eigenen persönlichen Vorlieben und Genussmomente bewusster wahrzunehmen.

Wenn Sie schon alleine bei dem Gedanken, diese Wanderung durchzuführen, Grauen verspüren, versuchen Sie trotzdem diese vorgestellte Bergtour zu gehen und freuen Sie sich schon alleine darüber, dass sie nur in der Vorstellung und nicht in der Realität stattfindet.

Seit ich vor einigen Jahren einen vierzehntägigen Radurlaub mit Freunden verbracht habe, mit 20 kg Gepäck, Zweipersonenzelt und Schnürlregen an jedem Abend, rufe ich mir hin und wieder das knöchelhohe Wasser auf den Zeltplätzen, den Schlamm vorm Zelteingang, die feuchte Kleidung, den klammen Schlafsack und meine miese Stimmung ins Gedächtnis und vor das innere Auge und empfinde genussvolles Grauen. Genussvoll deshalb, weil ich weiß, dass ich nie mehr wieder einen Urlaub mit Zelt machen werde, sondern immer in einem wohligweichen, trockenen Bett meine Urlaubsnächte verbringen werde – Askese als Gedanke – Genuss als Gedanke. Auch die Vorfreude auf meinen Urlaub in einem netten Zimmer, mit trockenem, wohlriechendem Bett – egal wie das Wetter ist, ist Genuss.

Tagsüber habe ich damals übrigens die Fahrt und die Landschaft genossen und auch bis zum Urlaubsende gehofft, die abendlichen Regengüsse würden ausbleiben. Ich witzelte damals sogar mit Galgenhumor, würde der Regen noch einen weiteren Abend anhalten, fahre ich mit dem Rad auf die Autobahn und warte, bis mich die Polizei festhält und zurück nach Hause eskortiert. Ich habe es natürlich nicht getan, aber alleine die Vorstellung, wie eine solche Aktion hätte ablaufen können, bringt mich heute noch zum Schmunzeln.

Manche Menschen genießen es geradezu, ungenießbar zu sein.
[Helga Schäferling, deutsche Sozialpädagogin]

Akzeptanz und Humor

Von Erkenntnissen der Krisenforschung weiß man, dass Akzeptanz eines der letzten Glieder im Bewältigungsverlauf von Krisen ist. Erst wenn ich das Geschehene und Unveränderliche akzeptiert habe, ist eine Integration des Ereignisses in mein Leben und eine Neuorientierung möglich. Neue Anpassungsstrategien an die nun veränderte Situation können entwickelt werden und es besteht die Möglichkeit, zu dem Schluss zu kommen, neue Erfahrungen gewonnen zu haben, die hilfreich für mein weiteres Leben sind.

Auch ohne Krise ist es ist nicht einfach, Tatsachen zu akzeptieren. Das fängt oft schon bei Kleinigkeiten an: Wie oft klagen Menschen über das Wetter? Stellen Sie sich vor, heute wäre der 20. März. Sie sitzen vor einem Fenster, hinter dem sich im Minutenintervall die Helligkeit des Himmels verändert, von sonnig über bedrohliches Tiefschwarz hin zu regengrauwolkig. Es hat zur Zeit zwischen 3 und 5 Grad und es hat eben zu schneien begonnen. Das soll der Frühlingsbeginn sein? Jetzt könnte ich über die Kälte klagen, wie widerlich das Wetter ist, leiden weil ich eiskalte Zehen habe, endlich nur mit der kurzen Hose laufen gehen will und nicht in sieben Schichten bis über die Nase eingepackt wie ein „Michelinemännchen" meine Morgenrunden drehen möchte. Ich könnte ständig auf das Thermometer sehen, ob es nicht doch gleich wärmer wird. Ich könnte so richtig schlecht gelaunt werden, weil ich frustriert bin und das jetzt einfach nicht aushalten will. Petrus oder der Wettermacher oder die Meteorologen werden natürlich einfühlsam und verständnisvoll sofort alles menschenmögliche daran setzen, um mich glücklich zu machen und sie werden einen lauen Frühlingstag erzeugen. Leider ist das ein Märchen! Ich kann zwar weiter frustriert und missmutig sein, aber es wird sich nichts am Wetter ändern. Ich muss es akzeptieren! Habe ich das getan, so kann sogar ein solches Wetter kleine Genussmomente in sich bergen. Wenn ich jetzt ins Freie gehe, dann kann ich plötzlich den Winter so richtig riechen. Wie riecht der Winter? Vor kurzem erst habe ich diesen Geruch einem Arbeitskollegen mitgeteilt und er wusste sofort, wie Winter riecht. Kennen Sie Winter als Duft? Wie riecht für Sie Winter?

Auch wenn ich der Tatsache „zu kalt für diese Jahreszeit“ keinen Genuss abgewinnen kann, akzeptieren muss ich es trotzdem. Ich kann mich vielleicht sogar darüber amüsieren und dem unzeitgemäßen Winter eine heitere Seite abgewinnen, indem ich mich achtsam und interessiert mit der Materie Schnee auseinandersetze.

a) Wissen Sie, unter welchen Bedingungen es schneit?

b) Wissen Sie, wie schnell Schneeflocken zur Erde fallen?

c) Wissen Sie, ob schon zwei genau gleich aussehende Schneeflocken gefunden wurden?

d) Eskimos haben 20 Namen für Schnee! Wie viele und welche Bezeichnungen für Schneearten sind in Österreich gebräuchlich?

Hier die Antworten für alle, die es – so wie ich – bevor ich die Schneerätsel in einer Zeitschrift entdeckt habe, nicht wussten:

a) Wenn Wolken eine Temperatur von 0°C haben und eine Luftfeuchtigkeit von über 60% herrscht, bilden sich auf Staubpartikel (Kondensationskernen) Schneekristalle aus. Zum Schneien kann es nie zu kalt sein, die Luft muss einfach nur feucht genug sein. Ab –30°C ist sie das im Normalfall nicht mehr.

b) Schneeflocken bestehen zu rund 95% aus Luft, die Fallgeschwindigkeit beträgt 1 bis 7 km/h, was heißt, dass ihre Reise zur Erde mehr als 1 Stunde dauert. Regentropfen bringen es hingegen auf mehr als 24 km/h.

c) *Nein! Es gab vor mehr als 80 Jahren eine Untersuchung von Wilson A. Bentley an exakt 5.381 Schneeflocken. Das war nur eine kleine Testmenge anhand geschätzter Sextillionen (36 Nullen) Flocken in den letzten Milliarden Jahren.*

d) *In Österreich gibt es stolze 10 Bezeichnungen: Neu-, Papp-, Faul-, Wild-, Schwimm- und Pulverschnee sowie (Bruch-) Harsch, Firn, Sulz und Schneematsch!*

In Bezug auf d) wäre es interessant zu wissen, wie diese verschiedenen Schneearten aussehen und sich anfühlen. Vielleicht finden Sie einen Schneeexperten und machen mich dann wieder ein Stückchen klüger, indem sie mich an diesem Wissen teilhaben lassen?

In Bezug auf b) wäre doch etwas mehr Wertschätzung den Schneeflocken gegenüber angebracht, auch wenn sie wieder einmal nicht zu dem Zeitpunkt fallen, an dem wir Erdenbürger es uns wünschen. Sie sind doch recht lange unterwegs, um dann einfach nur schmelzen zu dürfen!

Einige Schneeflocken genau zu betrachten, um ihre Einzigartigkeit vielleicht auch zu erkennen, ist eine Achtsamkeitsübung und lässt graue Gedanken übers Wetter kurzfristig verschwinden.

Kinder begegnen dem Schnee, egal zu welcher Zeit er fällt, mit großer Freude. Sie setzen alle Sinne ein, um Schnee zu genießen. Vielen erwachsenen Menschen ist diese Unbeschwertheit im Lauf der Zeit verloren gegangen. Auch das herzliche Lachen nimmt mit dem Erwachsenwerden meist ab. Angeblich lachen Kinder 10-mal häufiger als Erwachsene. Kinder können über Sinnloses lachen, Erwachsenen macht hierbei oft die Logik einen Strich durch die tägliche Erheiterung. Ich persönlich schaffe es immer wieder, unlogische Dinge zu denken, zu tun oder gar auszusprechen. Wird mir dann die Unlogik entweder rückgemeldet oder ich erkenne sie selbst, so gibt mir das immer wieder Anlass, über mich zu lachen. Ob es meine Umgebung auch so heiter findet, darüber schweige ich. Ich habe meinen Denkstil mittlerweile schon akzeptiert und kann darüber lachen. So erlebe ich wenigstens Genuss durch meine Unlogik.

» *Gott hat Humor, denn er hat den Menschen geschaffen.* «

[Gilbert Keith Chesterton]

Sind Kinder noch ganz klein, so sind sie sehr oft quietschvergnügt und freundlich. Dieser Gesichtsausdruck „Hallo, ich bin freundlich!" hat zu unserem Überleben beigetragen, denn Lachen hat auf andere, fremde Menschen eine beschwichtigende Wirkung, sagen die Verhaltensforscher. Lachen soll auch älter sein als die Sprache und soll schon vor sieben Millionen Jahren ein zwischenmenschliches Kommunikationsmittel gewesen sein. Lachen wird in vielen Kulturen als friedliches und freundschaftliches Signal gewertet und ist auch ansteckend. Lachgeräusche rufen Signale im Gehirn hervor, wodurch dieses die Gesichtsmuskeln auf das Mitlachen vorbereitet. Diese hochinfektiöse Wirkung des Lachens kennen die meisten wahrscheinlich aus ihrer Kindheit. Da kann es dann schon mal passieren, dass man einfach nicht mehr aufhören kann zu lachen. Kaum denkt man, jetzt ist Schluss, sieht man sein gegenüber an oder hört leises Glucksen aus dessen Mund und schon geht's weiter. Atemnot und nasse Hosen können die Folge sein – aber es ist genussvoll und befreiend.

Einen humorvollen Vorteil bietet das Erwachsenenalter jedoch: Unser Humor wird komplexer und wir sind in der Lage, über uns selbst zu lachen. Erhalten wir uns jedoch auch den kindlichen Humor, so haben wir im Leben sicher noch mehr zu Lachen!

Lachen ist auch gesund, da es über bestimmte biochemische Vorgänge im Körper das Immunsystem stärkt. Lachen ist ein Schmerzmittel ohne Nebenwirkungen, allerdings kann es schon süchtig machen.

Während der Mensch lacht, kann er an nichts anderes denken, wodurch Lachen auch so ungemein entspannend ist. Lachen ist aber nur dann entspannend, wenn es ein echtes Lachen oder Lächeln ist.

Es wurde wissenschaftlich belegt, dass Menschen, die im Servicebereich (wie z.B. in einem Callcenter) arbeiten und die Anforderung haben, immer freundlich zu sein, Gefahr laufen, mit der Zeit unter „emotionaler Erschöpfung" zu leiden. Diese tritt ein, wenn jemand in seiner Berufstätigkeit daran gehindert wird, authentisch zu sein und sich an sehr starre Benimmregeln halten muss, kaum Freiheiten hat und auch nicht als Autoritätsperson wahrgenommen wird. Die Folge können Erschöpfungssymptome wie Schlafstörungen, innere Unruhe, Anspannung, Kopfschmerz, Verspannung und Beklemmung sein. Natürlich kommt es dabei auch auf die psychischen Ressourcen der Person und ihre Möglichkeit zum beruflichen Ausgleich und ihre Fähigkeiten und Fertigkeiten, Ärger abzubauen, an. Zeitgerechte Supervision kann jedoch auch in solchen „Freundlichkeitsberufen" helfen, emotionale Erschöpfung zu verhindern. Unter anderem dadurch, dass regelmäßige Genussnischen in den Arbeitstag eingebaut werden und man seinen gesunden Humor wieder entdeckt.

Die Rational-Emotive-Therapie von Ellis bedient sich des Humors, um die „irrationalen Gedanken von Menschen direkt und tatkräftig zu attackieren". Ellis geht von der Annahme aus, dass irrationale Denkprozesse bei psychischen Problemen eine Rolle spielen. Es gibt immer wieder Menschen, die der Überzeugung sind, jeder müsse einen lieben, man darf keinen Fehler machen und man darf sich nur ja nie gehen lassen. Weiters sei es wesentlich, was andere über einen denken und diese anderen lauern nur auf eine Schwäche ihrer Mitmenschen. Ellis bezeichnet dies als irrationale Grundannahme und als „Mussturbation" oder „Man-Muss-Denken".

Michael Titze führt solch normative Denkmuster auch auf frühe Beschämungen zurück, welche der Selbstunsicherheit zuträglich sind. Deshalb ist eine gesunde Portion Unverschämtheit notwendig und diese will Titze mit Selbstbehauptung und Schamüberwindungsübungen fördern und greift dabei auf Ellis zurück.

Solche Schamüberwindungsübungen können Leichtigkeit und genussvolles Lachen ins Leben bringen sowie eine Lust auf peinliche Situationen wachrufen.

Als Input einige Beispiele aus meiner Praxis:

- Gehen Sie in eine Trafik, lassen Sie sich bezüglich eines Sexhefts ausführlich beraten und kaufen Sie dann das preisgünstigste.
- Kaufen Sie eine Banane im Supermarkt, essen Sie diese und legen Sie dann die ausgepreiste Schale auf das Kassenförderband.
- Singen Sie laut während Sie auf einer gut besuchten Einkaufsstrasse gehen.
- Verlangen Sie im Eissalon ein Kilo Brot.
- Führen Sie in der U-Bahn mit Freunden ein völlig sinnloses lautes Gespräch.

Nicht jede dieser Ideen ist für alle Menschen peinlich und so bleibt es jedem selbst überlassen, eigene peinliche Herausforderungen zu entdecken.

Auf der Website von Patch Adams findet man unter den „10 Dingen, die man tun sollte“ die Aufforderung:

- Sei anderen gegenüber immer freundlich und experimentiere heftig damit!
- Überlege, in der Öffentlichkeit albern zu sein. Singe laut heraus und trage komische Sachen!

Genussvoll kann sowohl die Durchführung sein, als auch das Gefühl danach, mit Mut seine Scham und sich selbst überwunden zu haben. Akzeptanz fördert diese Übungen ebenfalls, denn dadurch akzeptiere ich, dass andere Menschen über mich lachen oder sich „ihren Teil“

denken. Letzteres kann ich ja sowieso nie verhindern. Oder denken Sie sich nie etwas über andere Menschen?

» *Verstehen muss man nicht, was ein einzelner empfindet, man sollte es jedoch akzeptieren.* «

[Petra Speth, Sozialpädagogin]

Mir fällt z. B. oft auf, dass Menschen in kurzen Abständen auf die Uhr sehen. Meine Gedanken dazu sind, dass die Person wartet, sich sorgt zu spät zu kommen oder eine wunderschöne Uhr hat.

Ich gehe dabei von mir selbst aus, da ich diese Angewohnheit auch habe. Was mir die Belästigung meiner Armbanduhr im Minutentakt bringt? Nichts?! Auch hier wäre Akzeptanz, dass die Zeit nicht durch Blicke zu beeinflussen ist, angebracht. Die Schönheit meiner Uhr bereitet mir auch keinen Genuss, da ich ja nicht achtsam, sondern hektisch darauf blicke und weder die Zeit noch die Form wahrnehme. Es ist eine Ersatzhandlung, um Stress abzubauen. Ich könnte genauso gut meine Hände an die Oberschenkel legen und auf der Stelle auf und ab hüpfen. Das wäre zumindest heiter – für mich und mehr noch für mein Umfeld.

Der höhere Mensch hat Seelenruhe und Gelassenheit,
der gewöhnliche ist stets voller Unruhe und Aufregung.
[Konfuzius]

Stress & Entspannung

Mit dieser Thematik kann man zahlreiche Bücher füllen und es sind auch schon viele gute Bücher dazu erschienen, daher nehme ich nur auf die Grundsäulen Bezug.

Stress gehört in unserem Zeitalter und Kulturkreis zum Leben dazu. Stress ist die Reaktion biologischer Systeme auf Belastung und ursprünglich ein neutraler Begriff, also z.B. mit dem Wort „Wetter" vergleichbar. Es gibt gutes und schlechtes Wetter und es gibt Eustress und Disstress.

„Stress ist gesundheitsschädlich, reduzieren und vermeiden Sie Stress" – solche Schlagzeilen hört und liest man fast täglich. Angst ist aber auch schädlich und solch generalisierende Aussagen machen Angst.

Es ist wissenschaftlich bewiesen, dass jede Art von Stress biochemische Prozesse im Körper in Gang setzt. Ganz vereinfacht dargestellt heißt das, es werden Stresshormone produziert. Das sind Botenstoffe, die dazu dienen, dass sich der Organismus an die fordernde Situation anpasst. Die Energiereserven des Körpers werden dadurch aktiviert. Diese Stresshormone haben dadurch durchaus einen Vorteil. Sie helfen uns Herausforderungen und Anforderungen gut zu meistern, sie aktivieren uns.

Ein Nachteil unserer zivilisierten Welt ist, dass dann der Abbau dieser Stresshormone nicht mehr so stattfindet wie zu Urzeiten oder in der Tierwelt. Oder begegnen Sie häufig einem Säbelzahntiger, vor dem Sie flüchten und infolge des Laufens und der Bewegung die Stresshormone auch wieder abbauen? Sie verfolgen vermutlich auch nicht Ihre KonkurrentInnen, indem Sie ihnen wie der Löwe einer Antilope hinterherhetzen?

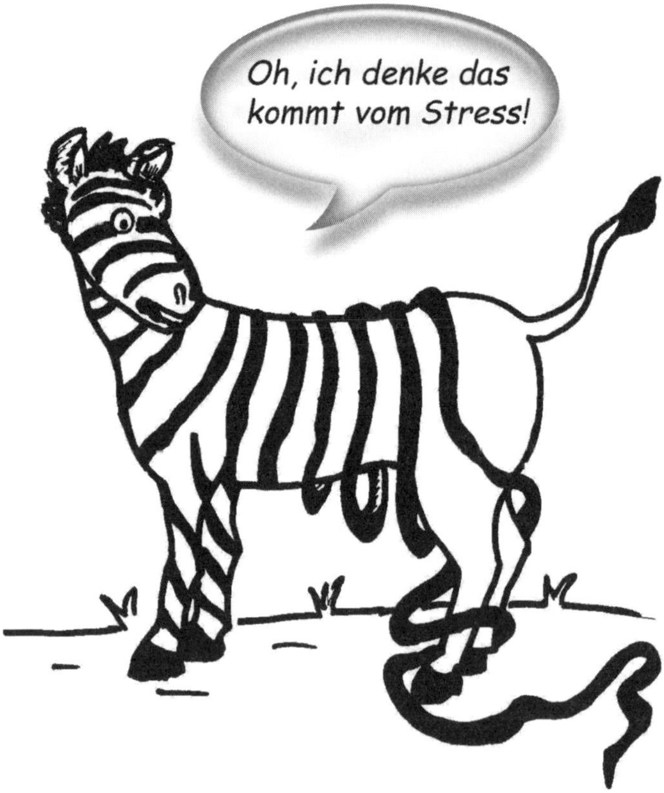

Skizze in Anlehnung an einen Cartoon von der Seite www.wolfescape.com.

Stress zu vermeiden ist fast unmöglich, da man dann vor lauter Stressvermeidung und Sorge, dass es jetzt zu viel an Stress ist, erst recht Stress provoziert. Der bewusste Umgang mit Stress und eine Reduktion in Bereichen, in denen unnötiger Stress vorhanden ist, sind wichtige Schritte. Als Herz eines Stressmanagements sehe ich folgende Punkte:

- Abbau von Stress(hormonen) durch regelmäßige Bewegung bzw. Sport,
- Abbau von Stress(hormonen) durch Entspannung und
- Einbau von regelmäßigen Genussmomenten in Arbeit und Freizeit.

Beim Sport sind Ausdauersportarten zu empfehlen. Leistungssport bedeutet nämlich aufgrund der Leistungssituation wieder eine Herausforderung, Anforderung und Druck. Denn als Stressproduzenten werden auch schwere körperliche Arbeit, Lärm, Leistungssport, psychische und mentale Belastungssituationen sowie schwere Krankheiten bezeichnet.

Work-Life-Balance ist ein Modewort mit sehr harmonischer Wortmelodie. Das Finden eines Ausgleichs zwischen Arbeit und Vergnügen ist aber schon lange bekannt.

Wer kann es? All jene, denen es wichtig ist.

Wann benötigt man fachkompetente Unterstützung? Wenn ich erkenne, dass ich gerne mehr Ausgewogenheit zwischen Arbeit und Erholung hätte, aber ich sehe, trotz der Auseinandersetzung damit, unüberwindbare Hürden oder Leere.

Es kann im Leben eines Menschen dazu kommen, dass sich Situationen von Herausforderungen, Anforderungen und emotional aufwühlenden Ereignissen summieren oder über einen gewissen Zeitraum bestehen bleiben, ohne dass Betroffene Einfluss darauf nehmen können. Wichtig ist es, während dieser Zeiten oder unmittelbar im Anschluss daran, besonders auf sein Seelenwohl und seine Bedürfnisse zu achten und diesen nachzukommen – sich also regelmäßig sehr bewusst Gutes zu tun.

So genannte Stressoren, also Situationen oder Ereignisse, die als besondere emotionale, körperliche und geistige Herausforderungen und Anforderungen gelten, finden Sie in der nachfolgenden Tabelle. Das bedeutet allerdings nicht, dass jeder Mensch sofort erkrankt, wenn er Stressoren ausgesetzt ist. Es ist auch meist die Summation mehrerer anfordernder Ereignisse über einen gewissen Zeitraum, die zu körperlichen und psychischen Reaktionen führt. Die Auflistung von Stressoren soll dazu dienlich sein, die Notwendigkeit besser zu erkennen, um in solchen Zeiten mehr auf sich zu achten. Stressbedingte körperliche Erkrankungen sind nicht Ausdruck von Schwäche, sondern betreffen jene Menschen, die sehr viel Belastungen, Anforderungen und Herausforderungen verkraften, aber dadurch die Grenzen der Belastbarkeit nicht wahrnehmen können oder wollen.

Stressorenliste:

Stressoren im privaten Bereich	
• Tod einer nahestehenden Person • körperliche Erkrankungen, Operationen (eigene oder nahestehende Person) • Verschlechterung eines chronischen Leidens • Unfall oder größere Verletzung • größere seelische Krise/psychische Erkrankung (eigene oder nahestehende Person) • Schwangerschaft, Abtreibung Fehlgeburt, Totgeburt • Geburt eines Kindes • Auszug eines Kindes • Scheidung oder Wiederverheiratung der Eltern/Kinder • Konflikte im Familien- oder Freundeskreis	• Beginn einer neuen Beziehung • Konflikte mit dem Partner/den Kindern • Opfer/Zeuge eines Überfalls, Einbruchs • Strafverfahren/Zivilprozess (selbst oder nahestehende Person) • Verlust eines Haustieres/Gegenstands • (größere) finanzielle Belastungen • Veränderungen der Wohnsituation • Hausbau, Renovierung • Auseinandersetzungen mit Nachbarn/Vermietern • persönliche Betroffenheit durch ein politisches oder wirtschaftliches Ereignis • wehrloses Erleiden von Unrecht • emotionale Jahrestage
Stressoren im Arbeitsbereich	**Stressoren in Form von Gefühlen, Verhaltensweisen, Einstellungen**
• wichtige Prüfung • Entlassung/Frühinvalidität (eigene) • Entlassung/Frühinvalidität (des Partners)	• hoher Leistungsanspruch an sich selbst • stark ausgeprägtes Verantwortungsgefühl • ausgeprägte Schuldgefühle

• Arbeitslosigkeit (länger als 3 Monate) • Beförderung/Versetzung • Zu-/Abnahme der Verantwortung im Beruf • Über-/Unterforderung im Beruf • Neueinstieg & Wechsel der Arbeitsstelle • Wiedereinstieg nach Karenzzeit • Veränderungen der Arbeitsbedingungen (Fusionen, Outsourcing, Rationaliserung) • schwerwiegende Konflikte am Arbeitsplatz • Pensionierung • mehrfach Berufe (z.B. Haushalt + Kinder + Job oder Job + Schule/Studium) • Arbeitssucht	• schlecht Arbeit delegieren können • sich „unentbehrlich" fühlen & so handeln • ständiges Streben nach Perfektion • gedankliche Weiterbeschäftigung, Grübeln • emotionale Dauerbelastung • hohe emotionale Sensibilität • geringe emotionale Abgrenzungsfähigkeit • hohes Werteideal/idealistisches Weltbild • „Helfersyndrom", hohes soziales Engagement • ausgeprägte Ärgerbereitschaft • negativistische Einstellung • anhaltende Ungewissheit, Hilflosigkeit

Entspannung ist etwas sehr Individuelles. Die Aufforderung „Sie müssen sich jetzt entspannen“ ist kontraproduktiv, das würde ja dann eine verpflichtende Entspannung sein! Auf die Plätze – fertig – Entspannen!

Entspannung weist ein breites Spektrum an Möglichkeiten auf. Ich unterscheide zwischen aktiver und passiver Entspannung.

Zur aktiven Entspannung zählen selbst durchgeführte Tätigkeiten, die einen Entspannungszustand mit sich bringen – das sind für mich alle Entspannungstechniken (z.B. Progressive Muskelentspannung, Yoga, Autogenes Training, Tanzen), ebenso wie kreatives Tun (z.B. Malen, Basteln, Stricken, ...).

Passive Entspannung ist entweder sich „betun“ zu lassen (z.B. Massagen) oder „fast nichts zu tun“ (z.B. Ruhepausen, in der Sonne liegen, lesen, Musik hören, ...).

Menschen können beides mögen oder auch nur eine Art der Entspannung als solche empfinden. Wichtig ist, zu entdecken, was für mich entspannend ist, um meinen Bedürfnissen nach der entsprechenden Entspannung nachkommen zu können.

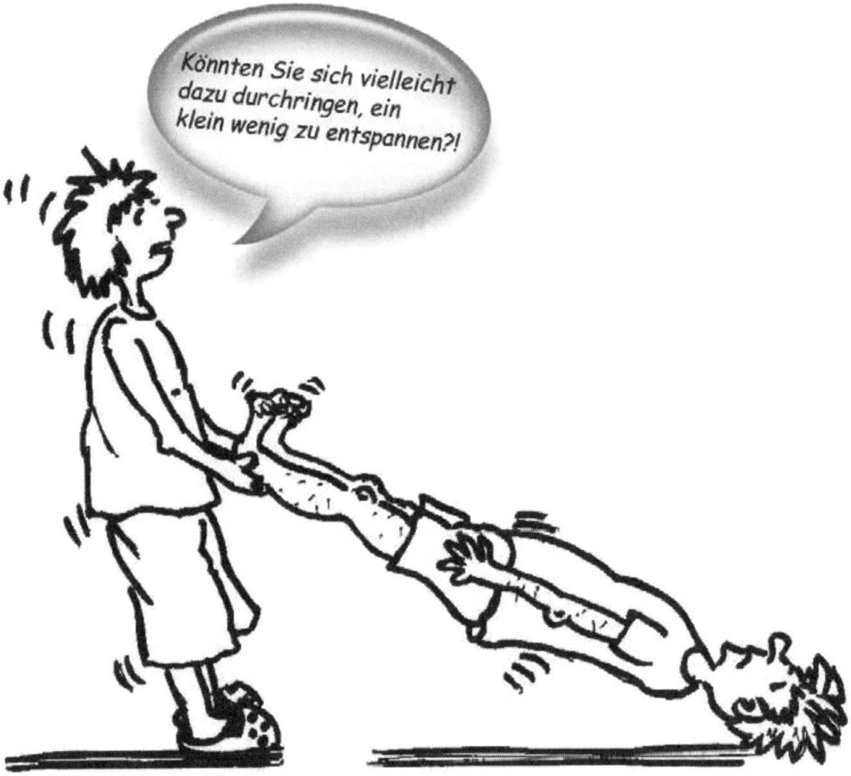
Könnten Sie sich vielleicht dazu durchringen, ein klein wenig zu entspannen?!

Skizze in Anlehnung an einen Cartoon von Christian BOB Born, www.bob-born.de

Grundregeln für Entspannung:

- *Wissen, was für mich persönlich Entspannung bedeutet,*
- *sich entsprechend Zeit dafür nehmen,*
- *sich diese Zeit zugestehen und sich die Entspannung erlauben,*
- *in dieser Zeit Störungen von außen weitgehend ausschalten und*
- *Zeiten der Entspannung und Erholung wie lebenswichtige Termine handhaben: Nicht absagen oder verschieben!*

Genießen ist ein Segen, Genusssucht eine Sklaverei.
[Phil Bosmanns, belgischer Ordenspriester und Schriftsteller]

Genuss ist ungleich Sucht

In dem Buch „Warum Huckleberry Finn nicht süchtig wurde“ finden sich viele Gründe dafür, warum die Zeit der Kindheit großen Einfluss auf das spätere Genussverhalten nimmt. Als wichtigste Elemente führt Eckhard Schiffer Kreativität, Fantasie, Tagträume und Sehnsüchte ausleben dürfen an. Ausgewogenheit zwischen Technik- und Naturerlebnissen. Akzeptanz und Förderung des gesunden Eigensinns eines Kindes trägt zur Identitätsfindung bei. Kindern Raum zur Entfaltung bereitzustellen ist die Aufgabe der Erwachsenen. Allerdings nicht nur der Eltern, sondern der Gesellschaft, somit ist es natürlich auch Aufgabe der Politik bzw. des Staates. Daher sollten Fächer wie Musik, Kunst und Sport bis zur Mittelstufe nicht benotet werden, da hier der Prozess und nicht das Produkt das Wichtige ist, schreibt Schiffer. Auch elterliche leistungsorientierte Kommentare und Korrekturen an kindlichen Werken sollten vermieden werden. Kindliches Tun und Werken sollte gefördert werden!

Sandspielen ist eine Beschäftigung, die auf der gesamten Welt verbreitet ist. Wasser ist ebenfalls ein Element, mit dem Kinder spielen dürfen, wird aber aufgrund der Gefahr des Nasswerdens schon eher mit Skepsis betrachtet. Die Verbindung von Wasser und Sand ruft hingegen bei so manchen Eltern blankes Grauen hervor, für Kinder ist es allerdings eine Kombination, die man als Element des Hochgenusses bezeichnen kann. Und so mancher Erwachsener findet es auch weiterhin genussvoll, barfuß im nassen Sand oder Schlamm zu gehen und diesen zwischen den Zehen hochquellen zu lassen, oder voller Inbrunst Sandburgen zu bauen.

Da Kinder noch wenig Kontrollmöglichkeiten über ihre Umwelt haben und sie sich in einer Art Abhängigkeit vom Erwachsenen befinden, übernehmen sie im Spiel die Kontrolle. Das Kind erfährt Selbstwirksamkeit, da sich im Spiel alles den Wünschen des Kindes fügt bzw. vom Kind durch Umdeutungen gefügig gemacht wird. Der Sessel wird zum Auto, der Spielpartner zum Baby, fiktive Gefährten werden geschaffen und vieles mehr. Das Spiel ist die wichtigste Tätigkeit des Kindes im Vorschulalter und es bereitet in genussvoller Weise auf das Arbeiten vor. Kinder finden an Alltagsgegenständen in ihrer Umgebung Freude, imitieren Handlungen von Erwachsenen und lassen sich durch diese inspirieren.

Einbezogen werden in Handlungen des Alltags zählt zu wichtigen kindlichen Erlebnissen, den Sinneshunger zu stillen, wie Schiffer (1996) es plakativ darstellt:

„Das Suchen und Pflücken von Brombeeren, der Duft eines sonnigen Spätsommertages, die Kratzer an der Haut, das Getröstetwerden, die Freude, ein halbes Eimerchen gepflückt zu haben, die andere Hälfte (einschließlich Wurm) ‚gefuttert' zu haben, der Duft beim Kochen, das Abschmecken, das bange Warten, ob die Marmelade nun auch fest wird, der Stolz beim Betrachten der gefüllten Gläser …" (S. 106)

Die Zeit des Sammelns von Dingen ist vermutlich vielen von uns noch in guter (Kindheits-)Erinnerung – und so mancher zelebriert dieses Verhalten auch im Erwachsenenalter weiter, weil es zu seinen Genüssen zählt. Ich beziehe mich hier auf gesundes Sammelverhalten, nicht auf Besitzgier oder zwanghaftes Horten. Schokoladeschleifen, Kaugummischleifen, bunte und verschieden geformte Pillen, Steine, Servietten aus unterschiedlichen Materialien und Ländern, Muscheln, Schnecken, Perlen, Stofftiere und dergleichen. Es ließe sich eine lange Liste erstellen, würde man die Objekte kindlichen Sammelverhaltens erfragen. Ob die jeweiligen Sammelvorlieben auch immer bei Eltern,

Lehrern, Betreuern, Geschwistern oder Freunden auf Interesse und Verständnis stoßen, ist jedoch fraglich.

Meiner Mutter wurde meine Sammelleidenschaft der Kindheit auch einmal zum Verhängnis. Damals stand Urlaub in Niederösterreich auf dem Programm. Ich war neun Jahre alt und durfte den Koffer selbst mit mir wichtigen Dingen für die Ferien bepacken. Auf dem Weg zum Bahnhof seufzte meine Mutter regelmäßig ob der Schwere des Gepäcks und schüttelte hin und wieder nachdenklich den Kopf. Schließlich – sie schien zu keinem Ergebnis beim Nachdenken gekommen zu sein – gab sie ihrer Verwunderung sprachlich Ausdruck: „Sag, was hast du da eigentlich in den Koffer gepackt, der ist ja unglaublich schwer?" Ich entzog mich der Antwort und tat so, als ob ich nichts gehört hätte. Plötzlich schien es meiner Mutter mit Entsetzen klar zu werden. „Du wirst doch nicht deine Steinesammlung mitgenommen haben?"

Doch, ich hatte. Noch heute begleitet mich hin und wieder ein Stein von meinen Urlaubswanderungen oder von einem Strandspaziergang. Und da schon Paracelsus sagte, dass die Menge das Gift sei, sind es jetzt immer nur wenige, besonders schöne Exemplare. Zumal ich sie auch selbst tragen muss und ich Koffer schleppen so gar nicht mit Genuss verbinde.

Bereits 1762 weist Jean-Jacques Rousseau in seinem Werk „Emil oder Über die Erziehung" auf die Wichtigkeit der „Sinneserziehung" hin. Das pädagogische Konzept von Rousseau basiert auf Freiheit und nicht auf Zwang – auf einer spielerischen Entdeckung, Förderung, Pflege und Verfeinerung der Sinne von Geburt an. „Die Sinne sind die ersten Fähigkeiten, die sich in uns ausbilden und vervollkommnen. Sie sollten am ersten gepflegt werden. Dennoch vergisst man gerade sie und vernachlässigt sie am meisten." (Rousseau, 1762, zitiert nach Jütte, 2000). Genussfähigkeit entwickelt sich nicht von alleine – ohne die Schulung der Sinne ist weder Genuss, noch die Entfaltung von positiven Emotionen möglich.

Kinder sind jedoch erst ab ca. fünf Jahren dazu in der Lage, Genuss klar zu artikulieren und über Genussempfindungen zu sprechen. Ein genussbejahendes Umfeld und die Möglichkeit, sinnliche Erfahrungen zu machen sind vom Babyalter an wichtig. Alle Sinne der Kinder sollen so früh wie möglich stimuliert werden. So haben Kinder die Möglichkeit viele Erfahrungen zu sammeln und damit auch bewusstes Genießen zu trainieren. Bezugspersonen haben dabei eine große Vorbildwirkung. Das bewusste Erleben des Moments sowie „Entschleunigung“ tut Erwachsenen wie Kindern gut. Wie z.B. eine Fantasiereise zum Einschlafen, eine Gutenachtgeschichte, ein Buch gemeinsam zu lesen oder darin zu schmökern, gemeinsam zu kochen und dabei Gewürze durchzukosten. Aber auch mit Freunden draußen herumzutoben dient dazu. Aktives Genießen muss konsequent gefördert werden. Die Berieselung mit diversen Medien schafft nicht den Ausgleich, den Kinder brauchen, um sich emotional-kognitiv gesund weiterzuentwickeln. Der Genussforscher Rainer Lutz postuliert, dass die Schulung der Sinne zu einer höheren emotionalen Intelligenz beiträgt, was sich auch im sozialen und kommunikativen Verhalten niederschlägt.

Sinne zu entdecken und zu verfeinern darf und soll sich auch abseits von sinnvollem Tun bewegen. Nur weil ich den Sinn in der Handlung eines Kindes nicht entdecke, heißt es nicht, dass sie sinnlos ist. Leistung und Sinneslust sind nicht gut vereinbar, so wie nicht jegliches Tun ein von außen erkennbares Produkt ergeben muss. Ebenso gilt, dass Kinder vorrangig etwas gut können, das eben nicht mit Leistung in Verbindung steht, wie Lachen oder Spielen.

Zu Beginn einer Kinderpsychotherapie stelle ich allen Beteiligten die Frage, was ihr Kind gut kann. Die meisten Eltern wissen einiges aufzuzählen, auch wenn sie dabei nicht glücklich darüber sind, dass diese Fähigkeiten nicht immer den Schulleistungen zugute kommen. Ich habe erst ein einziges Mal, und hier war glücklicherweise nicht das Kind anwesend, von einer Mutter folgende Aussage gehört, wenn auch zögerlich und schuldbewusst „Wenn ich so nachdenke, muss ich sagen, dass X nichts gut kann.“ Sie untermauerte ihr Empfinden dann mit Vergleichen zu den Geschwistern und diese Aussage erschütterte mich. Diese Mutter war keine Rabenmutter und war auch um ihr Kind sehr besorgt. Sie war jedoch zutiefst leistungsorientiert, voller Angst und Hilflosigkeit. Mit meiner Entgegnung, dass mir beim Erstkontakt mit ihrem Kind aufgefallen sei, dass es sehr gut nachdenken könne und viel Fantasie und ein gutes bildliches Vorstellungsvermögen besitze, stieß ich leider nicht auf Begeisterung, aber zumindest auf Nachdenklichkeit.

Die Einzigartigkeit und Fähigkeiten eines Kindes aufgrund der eigenen Engstirnigkeit und Leistungsbesessenheit nicht zu erkennen, ist ein großer Verlust. Solchen Eltern bleibt viel Genuss, Leichtigkeit und Lebensfreude verwehrt. Tragisch daran ist, dass das auf Kosten des Kindes geschieht.

Kinder versinken oft in ihrem Tun, sei es im Sandburgenbauen, im Puppenspiel oder im Zeichnen und Malen. Csikszentmihalyi (sprich: tschik-sent-mi-hayi) nennt solche Zustände bei Erwachsenen „Flow". Das „Flowerleben" wurde von Schachspielern, Bergsteigern, Musikern und Basketballspielern, Tuchweberinnen im Hochland Borneos, buddhistischen wie christlichen Mönchen sowie vielen anderen Personen gleichermaßen beschrieben: Es sei wie von einer Strömung getragen zu werden, mühelos, man gehe völlig in dem auf, was man tue und befinde sich in hoher Konzentration. Herausforderungen und Fertigkeiten hielten sich wie von selbst die Waage. Alltagssorgen seien in dieser Zeit vergessen. Man vergäße die Zeit und fürchte sich nicht vor Kontrollverlust. Das Produkt dieses Prozesses ist nicht das Wesentliche, es kommt auf das Erleben des Prozesses an.

Trotzdem dieser Zustand als positiv erlebt wird und intensive Freuden im Leben verschafft, sieht Csikszentmihalyi die Gefahr, dass Menschen von Herausforderungen, die einen Flowzustand herbeiführen, abhängig werden können.

Mit Maß und Ziel, wie aller Genuss, stellt dieser Zustand jedoch eine Bereicherung dar. In der Form des kindlichen „im Tun versinken" ist es auch noch keine Gefahr, sondern etwas, das wir Erwachsenen wiederentdecken und trainieren können – eben auch in Form des Genusstrainings.

Auch beim kindlichen Tun wird das Produkt Gegenstand von Zufriedenheit, Freude und Stolz, begleitet vom Gefühl etwas geschaffen zu haben, „selbst wirksam“ gewesen zu sein – das geschieht solange wir Erwachsenen dieses Empfinden nicht zerstören.

Genuss in Zentimetern

Die große deutsche Genuss-Studie 2004 sowie das „BDSI Genuss-O-Meter 2007“ zeigen mit ihren Erhebungen, dass Genuss zu messen ein schwieriges Unterfangen ist, jedoch durchaus interessante Ergebnisse liefert.

Auftraggeber war 2004 JTI Germany, Tochter des weltweit drittgrößten Zigarettenunternehmens und 2007 der Bundesverband der Deutschen Süßwarenindustrie. Durchgeführt wurde die Studie 2004 von den Meinungsforschungsinstituten com.X und TNS Emnid, 2007 von TNS Emnid. Es ging dabei jedoch nicht um die Einstellungen zu Zigarettenkonsum oder Süßwaren, sondern um aktuelle Einstellungen und Verhaltensweisen, die Genuss betreffen.

Im „Genussbarometer Deutschland. Wie wir zu leben verstehen“, herausgegeben von Thomas Platt, findet man die Ergebnisse der Studie von 2004. Hier haben folgende Leitfragen der Untersuchung die Richtung vorgegeben:

- Sind die deutschen ein Volk, das es versteht zu genießen?
- Ist Genuss als Wert gesellschaftlich anerkannt?
- Welche Rolle spielt Genuss im Alltag?
- Welche Strategien lassen sich anwenden, um mehr genießen zu können?

- Außerdem wurde auch das Verhältnis von Genuss und Arbeitsalltag erhoben.

Dass Genuss im Alltag eines jeden Menschen eine wichtige Rolle spielen sollte, darin herrschte über alle Altersgruppen hinweg große Einigkeit (89 %). Verbunden wird Genuss mit etwas, das einem gut tut, mehr mit Ruhe als mit Aktivität zu tun hat und das durch Steigerung des Wohlbefindens einen Ausgleich zum vorwiegend stressbetonten, somit genussarmen, Alltag schafft.

71 % empfinden, dass sie sich jeden Tag Genuss schaffen, die Gruppe der über 50-jährigen dominiert hier, woraus geschlossen werden kann, dass Genuss auch mit Erfahrung zu tun hat.

Selbst- und Fremdbild differieren stark, so nimmt sich der Großteil der Befragten selbst als Genussmenschen wahr, nicht aber ihre Mitbürger. Über diese Diskrepanz werden Spekulationen dahingehend angestellt, dass der „Vollzug von Genuss“ von außen an einem Menschen nicht wahrnehmbar ist, oder auch, dass es sich um eine Art Selbsttäuschung handelt. Meine Überlegungen zu dieser Diskrepanz sind, dass sehr wohl viele Menschen regelmäßig Genuss empfinden, jedoch infolge einer genussverbietenden Lebensgeschichte oder einer Assoziation von Genuss mit schambesetzten Eigenschaften diskret mit Berichten über eigene Genüsse umgehen. In der Anonymität der Befragung aber durchaus dazu stehen, es sonst jedoch nicht in ihre Umwelt hinausposaunen.

» *Zuerst die Arbeit, dann das Vergnügen.*
Arbeiten bringt Brot – faulenzen Hungersnot.
Fleiß ist des Glückes Vater.
Abends werden die Faulen fleißig.
Was du heute kannst besorgen, das verschiebe nicht auf morgen. «

Solche Sprichwörter sind Abbild unserer Leistungsgesellschaft, in die Begriffe wie Work-Life-Balance und Wellness erst in zaghaften Schritten Einzug nehmen. Statements, die besagen, wie wichtig dieser Ausgleich ist sowie Möglichkeiten, Seminare zu dieser Thematik zu besuchen, boomen in der Arbeitswelt, aber geht's dann um die Umsetzung im Arbeitsalltag, fällt die Unterstützung so mancher Arbeitgeber oder Vorgesetzten weg.

Für die meisten der Befragten wird Genuss eher mit Ruhe, als mit Bewegung und Aktivität assoziert, wodurch als bevorzugtes Genussumfeld das eigene Heim genannt wird.

Keine Klarheit brachte die Erhebung bezüglich der Frage, ob und wie sich Genuss vorausplanen lässt oder sich von selbst einstellt. Aus meiner Sicht bedingt die Fähigkeit, Genuss vorauszuplanen das bewusste Genießen. Menschen, die jenen Genuss mit allen Sinnen wahrnehmen, der sich von selbst einstellt, werden aber auch in der Lage sein, Genusssituationen zu planen. Spontaner und geplanter Genuss – beides sollte regelmäßig vorhanden sein. Wenn es Zeiten gibt, in denen sich von selbst zu wenig Genussmomente einstellen, dann ist eine Planung auf jeden Fall wichtig.

Ob Genuss eher mit Körper oder Geist zu tun hat, brachte ein fast unentschiedenes Ergebnis. Aus psychologischer Sicht ist das die Bestätigung dafür, dass Genuss etwas sehr Individuelles ist und jeder Mensch bereits Genusserlebnisse körperlicher und geistiger Art erlebt hat.

Kleine Genüsse des Alltags sind einer Vielzahl der Befragten wichtig und verteilen sich auf Essen, Trinken, Ruhe und geistige Beschäftigungen. Die großen Genüsse in der Erhebung sind in den Bereichen Erleben von Natur, Bewegung und Sport, Körperpflege/Wellness zu Hause, Nichtstun/Entspannen und Gespräche führen zu finden.

Sex als Genuss wurde erstaunlich selten angeführt (von 12 %), wobei hier die 18- bis 29-jährigen ihn zu ihren Topgenüssen zählten. Dieser geringe Gesamtprozentsatz entstand vermutlich einerseits durch Scham und auch durch die Einstellung, dass Sexualität, trotz der zugesicherten Anonymität, etwas zu Privates ist, um im Interview darüber zu sprechen.

Als wichtige Voraussetzung für Genuss wird eine entsprechende Stimmung genannt, womit Atmosphärisches, die entsprechende Situation und gewisse Rahmenbedingungen gemeint sind. So führt Platt (2004) folgende Punkte an:

„Vier entscheidende Bedingungen wurden von den Befragten formuliert, die Genuss erst ermöglichen:

- *Ruhe und Zeit, wobei hierbei nicht Inaktivität, sondern die selbstbestimmte Zeit gemeint ist.*
- *Eine bestimmte Personenkonstellation, wobei auch das bewusste Alleinsein als bestimmte soziale Situation gelten kann.*
- *Eine besondere, eine stimmungsvolle Atmosphäre.*
- *Die Tatsache, dass es sich um eine außergewöhnliche, nicht alltägliche Tätigkeit handelt." (S. 31)*

Der erste und der zweite Punkt sind auch aus psychologischer Sicht eine Voraussetzung für Genuss, der dritte und besonders der letzte Punkt stimmen leider nicht mit den Genussregeln überein, da dadurch Genuss im Alltag fast nicht möglich wird. Die Atmosphäre kann ich mir zwar noch eher selbst erschaffen, aber dass Genuss unbedingt etwas Außergewöhnliches beinhalten muss, ist nicht geschickt, denn damit verzichte ich auf eine Vielzahl möglicher Genussereignisse.

Selbstbestimmte Zeit, in der sie ungestört genießen können, sehen die Menschen als wichtigste Voraussetzung für Genuss. Diese Voraussetzung finden Sie auch in den Genussregeln wieder und ohne diese wird fast keine Tätigkeit oder Situation als genussvoll erlebt.

So führt Platt (2004) auch seine Bedenken bezüglich Genuss und Berufsalltag an:

„Die Frage, wie es gelingen kann, Genuss auch in fremdbestimmte, durch Alltagverpflichtungen geprägte Zeit zu integrieren, ist der Schlüssel zu einer modernen und erfolgreichen Genussstrategie. (...) Die allgemeine Strategie für einen Arbeitsalltag, der nicht ohne Ge-

nuss auskommen soll, ist leicht einsehbar und muss im Wesentlichen drei Faktoren berücksichtigen:

- *angenehme Arbeitsbedingungen,*
- *bewusst genossene Pausen,*
- *positive Grundeinstellung zur eigenen Arbeit oder den Haushaltspflichten." (S. 34)*

Aus meiner Sicht ist nicht nur die positive Grundeinstellung zum eigenen Aufgabenbereich Voraussetzung, sondern auch die Wertschätzung der Tätigkeit durch Gesellschaft und/oder Vorgesetzte. Zwar lerne ich immer wieder Vollzeit- und Teilzeitelternteile kennen, die ihre pädagogischen, familiären und Haushalts-Aufgabenbereiche als durchaus genussvoll erleben, aber das Fehlen der gesellschaftlichen Anerkennung diesen Genuss beeinträchtigt. Ich nehme als eine für mich widerwärtige Einstellung jene wahr, dass das Teilzeitelterndasein als „Missgeschick, welches man möglichst schnell hinter sich bringen sollte, ohne seinen Arbeitseinsatz in der bezahlten Tätigkeit dadurch zu schmälern" gesehen wird. So erfuhr ich in meiner arbeitspsychologischen Tätigkeit von einer Vorgesetzten, die eine Mitarbeiterin, die vor dem Beginn ihrer Karenzzeit noch den ihr zustehenden Resturlaub konsumieren wollte, fragte: „Wozu brauchen Sie denn den Urlaub, Sie sind dann doch sowieso die ganze Zeit zu Hause?" Eine solche Aussage zu hören, kann sogar den Genuss an der Arbeit von Unbeteiligten schmälern, womit wir bei dem Begriff der Firmenkultur sind. Diese hat großen Einfluss darauf, ob und wie Mitarbeiter ihre Arbeit und ihren Arbeitsplatz als genusskompatibel erleben oder nicht.

Aus arbeitspsychologischer wie gesundheitspsychologischer Sicht ist somit eine genussbejahende Firmenkultur eine unabdingbare Voraussetzung in der Gesundheitsprävention. Beängstigende Ergebnisse lieferte auch die alle fünf Jahre durchgeführte europäische Erhebung über Arbeitsbedingungen von 2005, in der 35 % der Befragten angaben, ihre Arbeit beeinträchtige ihre Gesundheit.

Platt kommt zu dem Ergebnis, dass Genuss individuell und die speziellen Genüsse fast so vielfältig sind wie die Menschen selbst. Trotzdem wurden in dieser Studie vier Genießergruppen mittels Clusteranalyse definiert:

- Couchgenießer (36 %)
- Geschmacksgenießer (27 %)
- Erlebnisgenießer (17 %)
- Alltagsgenießer (17 %)

Der Couchgenießer definiert sich über bescheidenen Genuss, der sich mit geringem Aufwand umsetzen lässt. Hierzu zählen auch die Feierabendgenießer, die das erlaubte Nichtstun als Belohnung für den harten Arbeitstag sehen. Dabei sieht man: Askese kann Genuss erhöhen und Vorfreude wirkt hier auch mit. Die kleinen Dinge des Lebens – alle sechs Sinne betreffend – sind diesen Menschen sehr wichtig.

Beim Geschmacksgenießer geht Genuss meist durch den Magen. Speisen oder Getränke sind erlesen, außergewöhnlich und preisintensiv. Genusserlebnisse finden größtenteils außerhalb des Alltags, der Wohnung und des Arbeitsplatzes statt, wobei der Anspruch auf ein angenehm gestaltetes Arbeitsumfeld dennoch besteht.

Der Erlebnisgenießer findet seine Genüsse nicht im Alltag und nicht zu Hause. Sein Genuss muss einen gewissen „Kickcharakter" und hohe Intensität aufweisen. Ruhepausen gönnt er sich höchstens zwischen Extremsport und Events. Hohe Kosten halten ihn nicht von seinen Genüssen ab. Genuss wird geplant und bedeutet Besonderes. Das Arbeitsumfeld ist gut strukturiert, Ordnung schaffen ist für sich ein Event. Berufliche wie private Arbeitsgeräte müssen über hochwertige Qualität verfügen. Das Hier und Jetzt steht im Vordergrund.

Der Alltagsgenießer genießt, was der Tag so bringt, gewinnt sehr vielen Ereignissen und Dingen etwas Positives ab und ist offen für die kleinen Freuden des Alltags. Körperliche wie geistige Aktivitäten zählen für ihn zu einem genussvollen Leben. Alltagsgenießer erleben durch ihre Genusseinstellung überdurchschnittlich viele Genussmomente. Viele von ihnen können auch Alltagspflichten genießen. Vom Couchgenießer unterscheiden sie sich dahingehend, dass sie bereit sind, sich für Genuss körperlich und geistig anzustrengen und Nichtstun als nicht so befriedigend erleben.

Wie eigentlich immer, wenn man etwas in Gruppen ordnet, gibt es natürlich auch Mischtypen, und das ist gut so. Finden Sie sich somit in keiner Gruppe wieder, so heißt das nicht, dass Sie nicht genießen können, sondern nur, dass Sie GenussindividualistIn sind.

Genießen, so Platt (2004), ist eine Frage der Einstellung, und die kann man sich aneignen. Genussprofis vollziehen eine Synthese aus unterschiedlichen Aspekten, Vorlieben, Einstellungen und Verhaltensweisen. Weiters führt Platt an, dass sich Genuss arrangieren und managen lässt und das Instrumentarium dafür meist einfach ist. So ist beispielsweise das Essen einer Pizza auf einer Sonnenterrasse oder in einem Schanigarten wesentlich genussvoller, als sie direkt aus dem durchgeweichten Pappkarton gehend oder nebenbei arbeitend zu verschlingen.

Es stellte sich auch heraus, dass Frauen anders genießen als Männer. Das herkömmliche Klischee von Kaffeeklatsch und langen Telefonaten mit der Freundin als Frauengenuss und der Stammtisch sowie das Fußballstadion als Männerdomäne wurde in keiner Weise bestätigt. 54 % der befragten Männer nutzen einen privaten Smalltalk als genussvolle Pause während der Arbeit, bei den Frauen waren es 50 %. Ein kleiner Plausch ist somit für beide Geschlechter eine genussvolle Angelegenheit. Frauen führen bei der genussvollen Gestaltung des Arbeitsplatzes mit Pflanzen und Blumen. Bei den kleinen Genüssen des Alltags wurde von Frauen häufiger das Trinken von Heißgetränken und Nichtstun angeführt. Männer gaben Musikhören und die täglichen Mahlzeiten an. Interessant ist der Unterschied beim Lesen, 36 % der Frauen führen es als wichtigen Alltagsgenuss an, aber nur 21 % der Männer. Beim genussvollen Knabbern oder Süßigkeitenverzehr „boomen“ die Frauen mit 21 %, bei Männern betrifft das lediglich 14 %.

Wenn ich Genusstrainingsgruppen anbiete, bevorzuge ich die Geschlechtertrennung. Im Schutz des eigenen Geschlechts gehen viele Menschen leichter und mehr aus sich heraus. Jedoch habe ich nicht die Erfahrung gemacht, dass Männer und Frauen wirklich so unterschiedlich genießen, auch wenn ein schlanker, aktiv sportbegeisterter 45-jähriger Mann seine Mailantwort auf meine kleine Genussumfrage im Bekanntenkreis so einleitete:

„Tja, offensichtlich denke ich bei Genuss meistens ans Essen – blöd irgendwie, ist aber so! Man könnte meinen es kann ja auch der Genuss z.B. eines Films oder eines Bades (ohne Kerzen) sein oder sonstiges ‚irgendwie angenehmes', aber nein Mann denkt ans Fresserchen …"

Auch wenn diese Einsicht meines Bekannten bei der großen Genuss-Studie 2004 bestätigt wurde, möchte ich es so nicht generalisieren. Dass auch Männer sehr differenziert genießen können und vielfältige Genusssituationen beschreiben, erfahren Sie in einem späteren Kapitel, in dem dann auch die Genüsse dieses selbstkritischen Mannes angeführt sind.

Das BDSI Genuss-O-Meter 2007 zeigt auf, dass 59 % der befragten Eltern mit Kindern im Alter zwischen fünf und zwölf Jahren Genuss spontan mit Essen und Trinken verbinden. Dr. Rainer Lutz beobachtet in diesem Ergebnis Abweichungen zu anderen bekannten Untersuchungen, bewertet dies aber durchaus positiv, da es gesund ist, das leibliche Wohl sinnlich und wohltuend zu verstehen.

Sport landet hingegen bei der offenen Frage, was Genuss für die Befragten sei, auf den hinteren Plätzen (2 %). Geht man von der Vorbildwirkung der Eltern für ihre Kinder aus, ist dieses Ergebnis etwas beunruhigend. Andererseits ist die Freude an der Bewegung auch ein Indikator um Sport zu betreiben, und diese Freude haben viele Kinder.

Wird Sport vielleicht als notwendiges Übel oder reine Anstrengung gesehen? Wäre es so, dann könnte ein Genusstraining bei diesen Personen gut auf „mehr Genuss durch Askese" aufbauen.

Ergebnisse des BDSI-Genuss-O-Meter 2007:

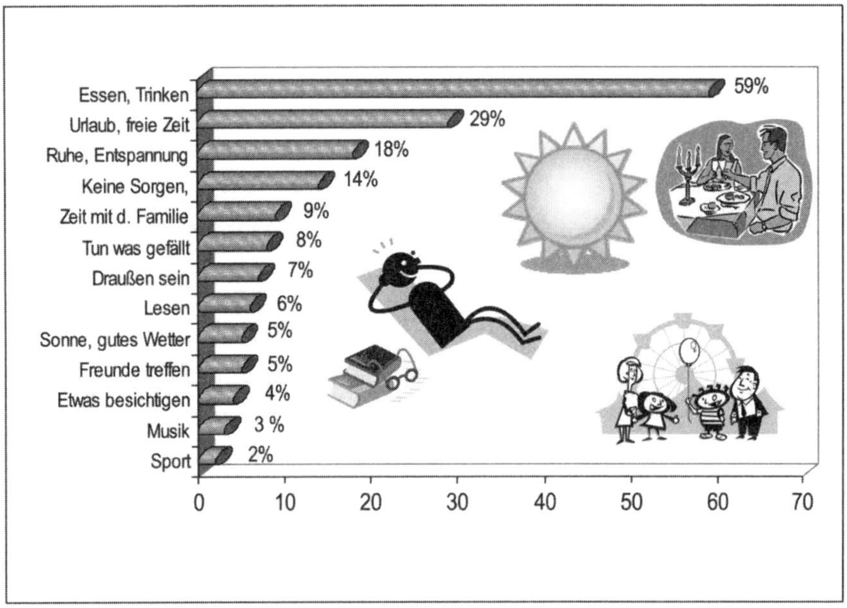

Bei den geschlossenen Fragen stimmten 92 % der Aussage, dass eine selbst eingerichtete Ruhepause als Genuss wahrgenommen wird, zu. Ich kann nur hoffen, dass diese Gruppe auch aktiv solche Ruhepausen in ihren Alltag einbaut.

Meine Hoffnung wird zum Teil bestätigt, denn ein Drittel (37 %) aller Befragten vergönnt sich mehrmals pro Tag Genussmomente. Es fiel bei dieser Befragung auch auf, dass Genuss durch alle Bildungs- und Einkommensschichten hindurch einen hohen Stellenwert einnimmt. Daraus ergibt sich, dass viele der Kinder in einem genussfreundlichen Umfeld aufwachsen, wodurch positive Emotionen entfaltet werden können. 86 % der Eltern gaben auf die Frage, was ihr Kind genießt, das Toben mit Freunden an der frischen Luft an. Es bleibt zu hoffen, dass hier auch die Freude des Kindes sich zu bewegen inbegriffen ist und diese ins Erwachsenenalter mitgenommen wird.

75 % der Eltern mit Kindern bis sechs Jahren lesen oder sehen sich Bücher mit ihren Sprösslingen an. Dieses Ergebnis steht im Widerspruch

zu meiner Beobachtung und zu Berichten von PädagogInnen, dass ein eher geringer Anteil der Kinder Interesse an Büchern zeigt oder als Leseratte bezeichnet werden kann. Andererseits geht es bei der Studie darum, vorgelesen zu bekommen und noch nicht darum, selbst zu lesen.

Sowohl die Tatsache, dass solch große Studien zum Thema Genuss durchgeführt werden, als auch die Zusammenschau der Ergebnisse lassen mich zuversichtlich in die Genusszukunft blicken.

Wenn das Ohr sich nicht mehr an den Tönen freuen kann,
wenn das Auge sich nicht mehr an der Schönheit freuen kann,
der Mund die Leckerbissen nicht mehr genießt,
so ist das ebenso schlimm wie der Tod.
[Frühling und Herbst des Lü Bu We, S. 20]

Sinnieren über die Sinne

Wir können sehen, hören, tasten, riechen und schmecken. Alle Informationen, die wir über unsere Sinne aufnehmen, bedürfen jedoch einer weiteren Verarbeitung, denn das jeweilige Sinnesorgan alleine hat nur begrenzte Möglichkeiten. Die Fähigkeit, diese verschiedenen Informationen zu verarbeiten, zu kombinieren, abzuspeichern und wieder abrufbar zu machen, hat das Gehirn.

Das menschliche Gehirn wiegt rund eineinhalb Kilo und macht seine Erfahrung mit der Außenwelt über zwölf Hirnnervenpaare. Einige dieser Hirnnerven haben eindeutige Funktionen, wie der aus mehreren Einzelbündeln bestehende Riechnerv, der über die Epithelzellen in der Nase Information an das Hirn liefert. Dem Riechen sehr nahe ist auch das Schmecken und hierfür gibt es keine eigene Datenleitung.

Der Sehnerv leitet die Informationen von der Netzhaut weiter. Der Hörnerv leitet über ein komplexes System Impulse an das Hirn. Das Ohr beherbergt allerdings auch noch unser statisches Sinnesorgan, also unseren Gleichgewichtssinn. Tastsinn und Geschmackssinn haben keine eigene Nervenzuleitung zum Gehirn, hier werden einlangende Informationen über unterschiedliche Nervenleitungen weitertransportiert.

Eine wichtige Funktion hat auch der Trigeminus (auf Deutsch: Drillingsnerv), der auch als Teil unseres Tastsinns gilt. Er ist der größte aller zwölf Nerven und sammelt Daten aus dem gesamten Gesichtsbereich, so auch aus der Nase. Bezüglich schlechter Gerüche reagiert er als Frühwarnsystem, indem wir mit dem Kopf zurückzucken, als wären wir an ein Hindernis gestoßen.

Im Lehrbuch „Biologie des Menschen“ nimmt der Abschnitt „Die Sinnesorgane und die Reizaufnahme“ mehr als 50 Seiten ein, wobei dieses Werk nur ein Überblick über ein viel komplexeres Gesamtgeschehen ist. Ich konzentriere mich in Folge nun auf die für Genuss wichtigen Funktionen und Einteilungen unserer Sinnesorgane.

Man spricht von Nah- und Fernsinnen oder von niederen und höheren Sinnen.

Hierarchie der 5 Sinne

Tasten	Nahsinn	niedere Sinne
Schmecken	↓	↓
Riechen	↓	↓
Hören	↓	↓
Sehen	Fernsinn	höhere Sinne

Sehen ist ein höherer Sinn und ein Fernsinn. Im Auge befinden sich Lichtsinneszellen, Stäbchen und Zapfen, die für den Empfang von Licht zuständig sind. Das eintreffende Licht wird in den Lichtsinneszellen zuerst in chemische und dann in elektrische Signale umgewandelt und über den Sehnerv ins Gehirn geleitet. Dort werden dann die Impulse zu dem Bild zusammengesetzt, das wir sehen. Der Sehsinn gehört zu den dominanten Sinnen in unserer Zeit. Zwischen 70 % und 80 % unserer Wahrnehmung wird vom Sehsinn beeinflusst.

Das Auge ist übrigens ein Gaukler, da es uns oft täuscht, wie wir alle schon anhand des Phänomens der optischen Täuschungen festgestellt haben. So schreibt Haushofer in einem Roman: „Fast immer sind die Gedanken schneller als die Augen und verfälschen das Bild."

Nachbild:

Am folgenden Bildpaar kann jedermann ein Hell-Dunkel-Nachbild erzeugen. Wenn man zunächst links den Punkt in der Mitte für etwa 30 Sekunden fixiert und sofort danach den rechten Punkt, erscheint das schwarze Quadrat hell auf dunklem Grund, während das kleine weiße Quadrat dunkel auf dem hellen Quadrat erscheint.

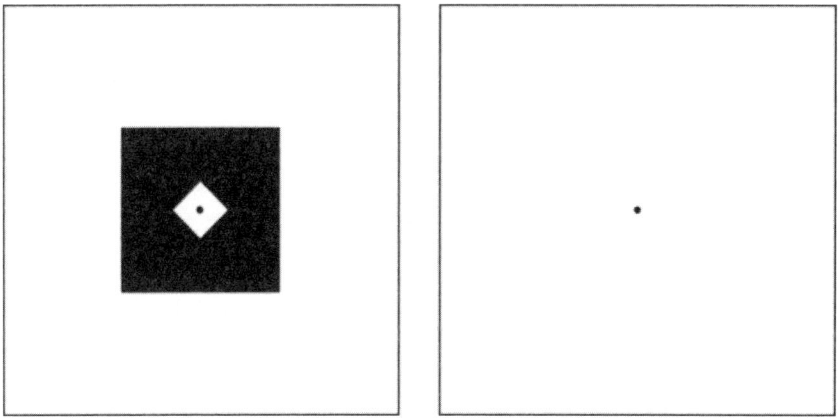

Bei sehenden Menschen isst auch das Auge mit. Was geschieht, wenn dieser Sinn beim Essen ausgeschaltet wird, kann man bei „Essen im Dunkeln" erfahren. Diese Idee wird auch in Österreich bereits von Restaurants sowie über „Dialog im Dunkeln" umgesetzt. Dort findet eine Führung durch die Rauminstallation statt und daran anschließend werden die Gäste zu ihren Plätzen im Dunkelrestaurant geleitet. Die Bedienung erfolgt durch nichtsehende Servicekräfte. Man befindet sich insgesamt mindestens zweieinhalb Stunden im Dunklen, da eine kürzere Zeit nicht ausreichend Eindrücke vermitteln würde. Dabei kann man erleben, wie wichtig unser Auge ist, aber auch wie sehr wir bei fehlender Sehmöglichkeit auf unsere anderen Sinne zurückgreifen. Man tastet und schnuppert sich durch vier Gänge. Düfte scheinen viel intensiver wahrgenommen zu werden als der Konsistenz der Speisen an Beachtung entgegengebracht wird. Man sieht es ja nicht, aber ich bin mir sicher, dass so mancher Gast auch sein Essen mit den Fingerspitzen antapst. Das Einschenken von Getränken ist ohne dieser Fühlerfunktion für die Füllmenge auch gar nicht möglich. Ich greife manchmal auch bei normaler Helligkeit zur Konsistenz- und Wärmeerkundung auf meinen Tastsinn zurück – natürlich nur mit sauberen Händen und ausschließlich bei Dingen, die ich für mich selbst zubereite.

Die Gäste aus dem Dunkelrestaurant müssen aber nicht im Ungewissen bleiben, denn nach dem Essen werden ihnen, wieder bei Licht, das Team und alle einzelnen Gänge präsentiert.

Dieses Erlebnis schärft unsere Sinne, lässt uns unsere Sehfähigkeit als etwas nicht Selbstverständliches hinnehmen und unsere Achtung vor den täglichen Hausforderungen, Fähigkeiten und Fertigkeiten sehbeeinträchtiger Menschen steigt. Vielleicht trägt es auch dazu bei, dass wir Farben, Menschen, Dinge und Umgebung nach dieser Zeit im Dunkeln bewusster wahrnehmen und den Anblick als besonders genussvoll erleben.

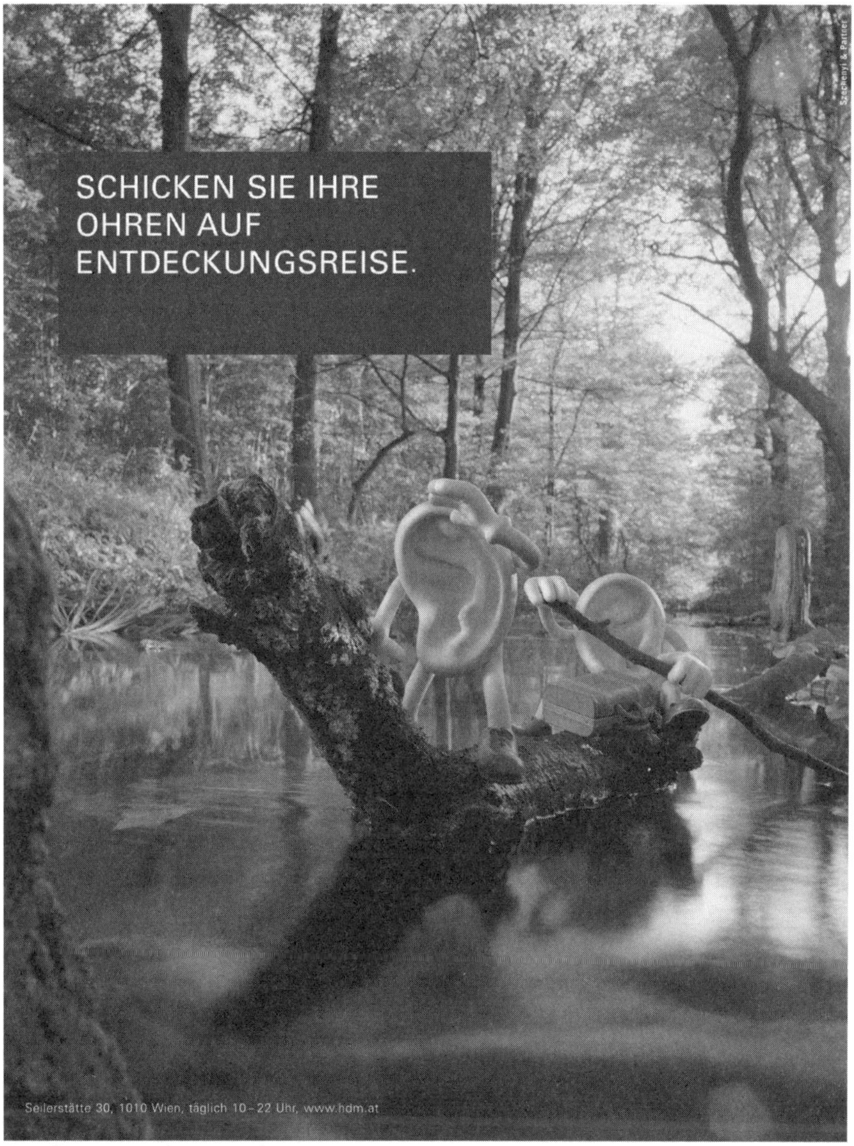
SCHICKEN SIE IHRE
OHREN AUF
ENTDECKUNGSREISE.
Seilerstätte 30, 1010 Wien, täglich 10–22 Uhr, www.hdm.at
Quelle: Haus der Musik

„Hör auf deine Ohren" – mit diesem Werbespruch lädt das Haus der Musik in Wien in sein interaktives Klangmuseum ein. Kinder wie Erwachsene werden dazu aufgefordert, sich bei der Reise durch die Räume auf das Hörgefühl zu verlassen und sich von Tönen, Klängen und Musik verzaubern zu lassen. Wozu dienen nun unsere Ohren? Sicher nicht dazu, daran gezogen zu werden oder „eins dahinter“ zu bekommen – auch dann nicht, wenn wir noch grün hinter den Ohren sind. Wir haben zwei davon, Form und Größe sind sehr individuell. Einheitlich bei allen Menschen hingegen ist, dass wir mit unseren Ohren nicht nur erkennen, um welches Geräusch es sich handelt, sondern auch, aus welcher Richtung es kommt, und dazu sind eben nun mal zwei Exemplare nötig. Jedoch ist das, was vom Ohr sichtbar ist, jener Teil, auf den der Mensch noch am ehesten verzichten kann. Anders ist das beim Hasen, der durch das Variieren der Löffelstellung Töne anpeilt.

Das Gleichgewichtsorgan, es befindet sich im Labyrinth des Gehörgangs, ermöglicht es uns, aufrecht und sicher zu gehen. Es liefert uns nicht nur Information über die Schwerkraft, sondern reagiert auch auf die Bewegung des Kopfs. Das ist der Grund, warum wir reflexartig hochschrecken, wenn beim Einnicken – was hoffentlich nicht beim Lesen dieses Buchs passiert – der Kopf nach unten kippt. Auch genussvolles Tanzen oder kindliches im Kreis Drehen wird von diesem Organ unterstützt.

Der Hörvorgang ist ein hochkomplexer, komplizierter und ungemein spannender Prozess. Menschen, die „das Gras wachsen hören“, sind jedoch damit nicht immer glücklich. Betrachtet man es aus der Sicht, dass es bedeutet, sie hören etwas, das es nicht gibt und machen sich dadurch unnötige Sorgen, so ist dieser Zustand nicht angenehm. Ist damit ein hochsensibles Gehör gemeint, so kann es leicht sein, dass diese Menschen dadurch sehr geräuschempfindlich sind und die Umwelt sowie alle Störgeräusche häufiger als unangenehm und lärmend wahrnehmen. Der Vorteil bei einem sehr feinen Gehör ist jedoch, dass angenehme Stimmen, Musik, Töne und Geräusche durchaus als sehr genussvoll erlebt werden und durch diese Differenzierungsfähigkeit beim Hören die Welt der Töne intensiver wahrgenommen wird und oft ein wichtiger Bestandteil des Lebens ist. Eher unmusikalische Menschen, wie mich, setzt es immer in ehrfürchtiges Staunen, was Stimmen, Töne, Geräusche und Musik alles in sich bergen können. Um in die Umwelt, die Natur und die Tierwelt zu lauschen, ist weder Musikalität noch ein hochsensibles Gehör Voraussetzung, und somit sind diese Felder möglicher Hörerlebnisse ein wichtiger Bestandteil des Genusstrainings. Ebenso wie selbst Töne und Geräusche zu erzeugen oder mit Instrumenten und der Stimme zu spielen und zu experimentieren. Bei Menschen, die Höreinbußen erlitten haben, ist das Wiederentdecken und Trainieren des Gehörs sehr wichtig, um ihr Wohlbefinden zu steigern.

Dass unsere Sinne fast immer gemischt zum Einsatz kommen, soll uns nicht davon abhalten, sie einzeln auch bewusst zu trainieren. Das bedeutet aber nun nicht, wenn ich der Katze aufmerksam beim Schnurren zuhöre, dass ich sie nicht streicheln darf, nur weil ich mich beim Genusstraining eben auf das Hören konzentriere. Es ist auch spannend, beim Einsatz eines Sinnes zu entdecken, wie viele andere Sinne bei einem genussvollen Vorgang noch beteiligt sind.

Das samtige und warme Fell der Katze nehme ich über meinen Tastsinn wahr. Diesen setzen wir auch ein, wenn wir überprüfen möchten, ob uns andere Sinne täuschen. Im Dunkeln nutzen wir die Hände, um uns voranzutasten. Um im Winter zu überprüfen, ob es nur nass oder eisig ist, setzen wir einen Fuß vorsichtig auf diese Fläche. Ob die Suppe, die Milch fürs Baby oder der Tee richtig temperiert ist, fühlen wir mit der Haut und mit den Lippen. Der Tastsinn entwickelt sich beim Menschen als erster Sinn und ist ein aktiver wie passiver Sinn. Der Mensch kann fühlen und gezielt etwas ertasten. Die Wahrnehmung über die Haut lässt sich willentlich jedoch nicht unterdrücken und ist auch im Schlaf aktiv. Die Haut ist mit rund zwei Quadratmetern flächenmäßig unser größtes und funktionell das vielseitigste Organ. Sie dient auch als Abgrenzung von Innen und Außen, als Schutz vor Umwelteinflüssen und zur Kommunikation. Berührungen werden individuell wahrgenommen. Die Situation und die Person, die berührt und wie berührt wird, spielen dabei eine Rolle. Berührungen – ob leicht, fester oder bis hin zum Schmerz – können als angenehm empfunden werden. Schmerz löst bei manchen Menschen sexuelle Lust aus. Auch wenn man keinerlei masochistische Tendenzen hat, kann Schmerz Wohlbefinden hervorrufen. Bei Verspannungen oder Muskelkater rufen Massagen ein wohliges Gefühl hervor, bei dem man schreien könnte. Ich nenne diesen Schmerz „Wohlschmerz“, und PhysiotherapeutInnen sind über diese Bezeichnung auch nicht wirklich erstaunt.

Streicheln wird von den meisten Menschen, wenn sie nicht Probleme mit der Körpersensibilität haben, als angenehme Berührung wahrgenommen. Individuell sind die Körperstellen und der Druck, der dabei ausgeübt werden muss, um es nicht als Kitzeln, Drücken oder Reiben zu empfinden. Streicheln kann sowohl für den der streichelt, als auch für den Gestreichelten genussvoll sein.

Auch mit der Zunge und unser Mundhöhle sind wir in der Lage, Konsistenz, Temperatur oder Form zu ertasten. So ist es zum Beispiel bei Marshmallows so, dass sie mich zwar nicht unbedingt vom Geschmack her begeistern, die Konsistenz und Form empfinde ich jedoch als einzigartigen Genuss. Zuerst betapse und drücke ich ein Marshmallow etwas mit den Fingerspitzen und erfreue mich an dem schaumig weichen Tasterlebnis. Dann stecke ich es in den Mund und übe mit der gesamten Mundhöhle, also mit Zunge, Gaumen und Wangeninnenseiten, Druck aus. Dadurch wird ein leichter Widerstand, den das Marshmallow bietet, spürbar. Langsam beginnt nun der Schmelzprozess und cremige, zähe Süße verteilt sich im Mund. Habe ich den richtigen Augenblick abgewartet, zerbeiße ich den Rest mit den Zähnen und erfreue mich an dem Gefühl des Durchbeißens der zähfedernden Melasse. Beim Schlucken verspüre ich noch einen Hauch von wohlschmeckender schaumiger Festigkeit und zurück bleibt meine mit einem zuckrig süßen Nachgeschmack ausgeschmückte Mundhöhle und ein Hauch Sehnsucht. Sie mögen keine Marshmallows? Das ist kein Problem, viele Speisen und Süßigkeiten haben eine so tolle Konsistenz, wie sie später beim Training der einzelnen Sinne noch erfahren werden.

In der Industrie weiß man auch, dass das Tasterlebnis wichtig ist, daher gibt es Haptik Labors. Haptik ist die Gesamtheit der Tastwahrnehmung. Als haptische Wahrnehmung wird das aktive Erfühlen von Größe, Konturen, Oberflächenbeschaffenheit, Gewicht usw. eines

Objekts durch alle Hautsinne und der Tiefensensibilität bezeichnet. Erst durch diese Wahrnehmung kann das Gehirn mechanische Reize, Temperaturreize und Schmerz lokalisieren und bewerten.

So sollen beispielsweise Schalter leise knacken und sich beim Betätigen optimal anfühlen. Für manchen mag das banal klingen, für die Mitglieder eines Teams für Betätigungshaptik hingegen ist dies alles andere als banal. Hier wird über Labberigkeit und Steifigkeit diskutiert, oder ein schicker, dicker, aluglänzender, abrutschsicherer geriffelter Knopf als Knopf der Knöpfe entwickelt. Ist das abwegig? Fühlen und tasten wir, wenn wir in ein neues Auto einsteigen, nicht mit unserem gesamten Körper den Innenraum ab? Lenkrad und Armaturenbrett werden befühlt, auch der Sitz wird mit dem Allerwertesten haptisch inspiziert. Sie können auch beobachten, wie Menschen in einem Möbelhaus haptisch die Ausstellungsstücke durchtesten.

Nicht nur in der Technik wird geforscht und entwickelt. Auch Kekse sollen optimale Biss- und Knabbererlebnisse schaffen, so wie Joghurt je nach Land klumpiger oder cremiger sein soll.

Der Tastsinn ist in der Zeit der Reizüberflutung ein wenig beanspruchter Sinneskanal und soll daher in Zukunft auch helfen, Information zu liefern und die anderen Sinne zu entlasten. So überlegt man beispielsweise, über das Lenkrad mittels Vibrationssignal Geschwindigkeitsüberschreitungen zu vermitteln oder mittels winziger Hitzeschocks vor Gefahren zu warnen.

Einer Aufwertung und Anerkennung des Tastsinns sind somit alle Tore geöffnet, er wird wieder gesellschaftsfähig. Nicht immer alles zu berühren, wird uns im Kindesalter sehr bald nahegelegt. Aber es ist doch so schön, Dinge anzufassen! Das Streichen über kühle Steinskulpturen kann ebenso ein sinnlicher Genuss sein wie das feste Hineinfassen in Schlamm.

Geht es um eine Speise, so reicht das Befühlen alleine nicht aus um zu prüfen ob sie sich zum genussvollen Verzehr eignet. Da bietet unsere Nase dem Tastsinn eine gute Unterstützung.

» *Nasen sind auffällig. Sie sind der Mittelpunkt unseres Gesichtes und ziehen Aufmerksamkeit auf sich. Wir gehen immer der Nase nach, stecken sie in anderer Leute Angelegenheit und laufen ständig Gefahr, auf sie zu fallen.* «

[Lyall Watson, „Duft der Verführung“, S. 19]

Der Riechsinn ist ein chemischer Sinn. Die Aufgabe der Rezeptoren in der Nase ist es, chemische Information in elektrische Signale umzuwandeln. Diese werden dann weiter über den Riechnerv ins Gehirn gesendet und dort im Riechhirn entschlüsselt.

Der Geruchssinn zählt zu den archaischsten Sinnen. Geruchsinformationen werden nicht nur in den stammesgeschichtlich neuen Hirnregionen verarbeitet, sondern auch in den älteren Regionen – dort, wo auch das emotionale Zentrum ist.

Der Geruchssinn ist auch als der Sinn des Erinnerns und Begehrens bekannt. Es gibt nichts, das sich mehr ins Gedächtnis einprägt als Gerüche. Ruft man sich den Wohnort der Kindheit oder das Gesicht eines Schulfreundes vor Augen, so wird das ein eher verschwommenes, vielleicht unvollständiges Bild ergeben. Der Hauch eines vertrauten Geruchs löst hingegen eine Flut von Erinnerungen aus, die ein Bild der Vollständigkeit mit allen Aspekten liefert und meist auch von Emotionen begleitet ist.

Den Geruchssinn können wir nicht abstellen, daher riechen wir mit jedem Atemzug und somit um die zwanzigtausend Mal am Tag.

Umso weniger Bezeichnungen haben wir aber für Gerüche und greifen deshalb auf Umschreibungen zurück: blumig, frisch, herb, harzig, modrig, würzig sind einige von den wenigen.

Die Beschreibung eines Parfüms kann so aussehen „… beginnt mit einem würzigen, frischen Cocktail aus Zitrone, Bergamotte und Geranie. Gewürznelken und Muskatnusssamen bilden die Herznote und verleihen dem Duft eine gewisse Raffinesse und Feinheit. Weiche Hölzer, Moschus und ein wenig Patschuli zaubern einen fesselnden Duft, der eine raffinierte Eleganz versprüht. ... enthält folgende Duftnoten: Sizilianische Zitrone, Bergamotte, Gewürznelken, Ambra, Moschus, Sandelholz, Muskatnusssamen, Zedernholz und Patschuliblätter."

Das alles sind Umschreibungen – kann sich nun jemand, der all diese Düfte nicht kennt, vorstellen, wie dieses Parfüm riecht?

Wir können uns Gerüche, sind sie gerade abwesend, nicht so präzise vorstellen wie ein Bild oder Töne. In der Fachwelt der Gerüche kennt man etwa 10000 wahrnehmbare und 5000 unterscheidbare Gerüche. Identifizieren kann der Mensch rund sechzehn sehr markante.

Carl von Linné (1707–1778), ein schwedischer Naturhistoriker, gilt als Begründer der biologischen Systematik und Klassifikation. Eines seiner zahlreichen Werke heißt „Odores medicamentorum". In ihm klassifizierte er die unfassbare Welt der Gerüche, Düfte und des Gestanks. Bis heute ist diese hilfreiche Duftsystematik in Verwendung. Die Kategorien sind

- Fragantes (wohlriechend)
- Hircinos (aufreizend)
- Ambrosiacos (verführerisch)
- Tetros (faulig)
- Nauseosos (ekelerregend)
- Aromaticoa (duftend)
- Alliaceoa (knoblauchartig).

Ein weiteres bekanntes Klassifizierungssystem für Gerüche ist von Amoore (1964), welches zwischen blumig, ätherisch, moschusartig, kampferartig, schweißig, faulig und minzig unterscheidet.

Ein neueres System ist der Geruchsatlas der „American Society for Testing and Materials" (ASTM, 1992). Er verfügt über 146 Geruchsdifferenzierungen und wird zur Klassifizierung in der Lebensmittel- und Parfümindustrie eingesetzt. Da hier Riechen in Arbeit ausartet und auch nichts mehr mit Genuss zu tun hat, kehre ich wieder zum Wesentlichen des Themas Genuss zurück. Gerüche signalisieren uns blitzartig, ob etwas angenehm oder unangenehm ist. Wir nehmen durch unseren Geruchssinn laufend eine grobe Vorsortierung unserer Umwelt vor. Dinge und Menschen „gehen uns unter die Nase" oder tun dies nicht. Wie wir einen Geruch empfinden und bewerten ist sehr individuell, kann sich aber im Laufe der Zeit verändern, da persönliche Erfahrungen und Erinnerungen die Bewertung mitbestimmen.

Die emotionale Wirkung von Duftstoffen nutzt man auch, um bei Menschen mit depressiven Verstimmungen Zeiten des Wohlbefindens zu schaffen. Da man beim Riechen selbst nicht aktiv werden muss, sondern unser Riechsinn eigenständig agiert, ist der Einsatz von Düften, auch wenn eine ausgeprägte Antriebslosigkeit vorliegt, möglich. Bestimmte Düfte haben zudem auch eine stimmungsaufhellende Wirkung.

Ohne Geruch wäre Schmecken ein dürftiges Erlebnis, bei dem wir uns mit den vier Geschmacksqualitäten süß, sauer, salzig und bitter zufrieden geben müssten. So wird auch beim Schmecken deutlich, wie gut unsere Sinne zusammenarbeiten und sich gegenseitig unterstützen. Wenn man einen Schnupfen hat und nicht durch die Nase atmen kann, merkt man am deutlichsten diese enge Zusammenarbeit. Gibt man bei einer Internetsuche den Begriff Genuss ein, so erscheinen zahlreiche Kochbücher, Gourmetführer und -reisen, Restaurants und eben alles, was mit Essen und Trinken zu tun hat. So bietet die Genussakademie unter Augenschmaus und Gaumenkitzel Essen mit allen Sinnen an, und das erste Wiener Genussfestival im Stadtpark beschreibt sich als dreitägiges Gaumenevent für Alt und Jung. Essen scheint deshalb führend im Bereich Genuss zu sein, weil es etwas ist, das mit Vorbereitungsritualen und Zeremonien verbunden ist. Oder ist Ihnen schon mal das gebratene Hühnchen unerwartet in den Mund geflogen? Hier spiegelt sich auch die Genussregel, dass Askese den Genuss steigern kann, wider. Als Askese ist hier der Bedürfnisaufschub durch das Vorbereiten und Warten auf das Essen zu sehen.

Allerdings isst auch das Ohr mit; so darf ein Frankfurter oder Wiener Würstel nicht allzu laut Knacken beim Abbeißen, sonst wird die essende Person dazu verführt, die Wursthaut zu lange am Gaumen hin und her zu schieben, was einem Wonnegefühl nicht zuträglich wäre. Sogar die Bierflasche wurde so geformt, dass der Gerstensaft in einer geheim gehaltenen niederfrequenten Modulation aus der Flasche fröhlich ins Glas gluckert und ähnlich klingt wie das Milchschlecken einer Katze.

Der Experte für Fragen der Etikette, Thomas Schäfer-Elmayer, erklärt den Kaugummi für gesellschaftsfähig, jedoch mit der Auflage: „Gekaut werden darf nur geräuschlos, langsam, gleichmäßig und vor allem mit geschlossenem Mund. Schmatzen und Kaugummiblasen sind tabu." Wo bleibt da der Genuss? Kaugummi muss doch laut, mit immer wieder geöffnetem Mund geschmatzt werden und eine Blase zwischendurch darf auch nicht fehlen. Diese wird dann, je nach Größe, mit weit geöffneten, zu einem O geformten Lippen zart umfasst und befühlt. Ist dieser Akt beendet, werden die Lippen mit leichter Spannung versehen und stülpen sich fest entschlossen über die Blase, um diese wieder in die Mundhöhle zu drücken und zu saugen.

So manches Geschmackserlebnis belegt, dass zwischen Gehirn, Zunge und Gaumen vielfältige Wechselwirkungen bestehen. Beim Weinverkosten geht es darum, das Optimum der sensorischen Fähigkeiten von Mund, Nase und Mundschleimhaut zu nutzen, um Geschmack, Geruch und Konsistenz des Traubensafts gleichzeitig in all seinen Nuancen wahrzunehmen. Schlürfen dient der Belüftung und hat den Effekt, dass sowohl der Geschmack intensiver wahrgenommen wird, als auch der Geruchsinn zum Einsatz kommt. Das gilt nicht nur für Wein bzw. Getränke. Dieser Belüftungseffekt ergibt sich auch beim Schmatzen, das, im Gegensatz zu China, in unserem Kulturkreis leider verpönt ist. Allerdings bleiben uns noch unsere eigenen vier Wände um ein Geschmackserlebnis in all seinen Facetten auszukosten und zu experimentieren, wie und wodurch Speisen für uns genussvoll sind.

Expedition zu den sechs Sinnen

Der nun folgende Teil dieses Buchs soll zur Sensibilisierung Ihrer Sinne und zur Lenkung der Aufmerksamkeit auf die einzelnen Sinnesbereiche beitragen. Falls Sie bereits über sensibilisierte und trainierte Sinne verfügen, ist eine Auffrischung nie von Nachteil – ähnlich wie bei einer Schutzimpfung, auch diese hat einen begrenzten Zeitraum der vollen Wirksamkeit.

Sie können dadurch neu entdecken oder wieder entdecken, dass der Alltag Außerordentliches in sich bergen kann.

Die Reihenfolge der Sinne habe ich, wie beim Sinnieren über die Sinne, absteigend nach ihrer Hierarchie gewählt. Vom Fern- zum Nahsinn sind das Sehen, Hören, Riechen, Schmecken und Tasten. Wird das Genusstraining jedoch in einem psychotherapeutischen Setting und bei einer vorhandenen psychischen Problematik, wie einer Depression, durchgeführt, so ist der Beginn das Riechen, gefolgt vom Tasten, Schmecken, Schauen und Horchen.

Die Begründung von Koppenhöfer dafür ist, dass Riechen auch Menschen mit schweren Depressionen leicht zugänglich ist und diese sich durch kaum einen anderen äußerlichen Reiz aus Ihrer Gefühlsstarre heraus bewegen. Riechen ist, wie wir wissen, ein archaischer Sinn. Geruchsinformationen werden nicht nur in den stammesgeschichtlich neuen Hirnregionen verarbeitet, sondern auch in den älteren Regionen, in denen auch das emotionale Zentrum liegt. Gerüche haben stimulierende Wirkung, und eben dieses Element ist bei depressiven Verstimmungen notwendig.

Tasten ist, ähnlich wie Riechen, für depressiv gestimmte Menschen leichter zugänglich. Es ist emotional ansprechend und selten negativ besetzt.

Der Appetit und das Geschmackserleben gehen oft auch im Zustand einer leichteren Depression zurück. Schmecken kann daher als belastend erlebt werden und mit Widerstand besetzt sein und soll deshalb nicht zu Beginn des Genusstrainings stehen.

Nachdem der Sehsinn zu den dominanten Sinnen in unserer Zeit gehört und zwischen 70 % und 80 % unserer Wahrnehmung vom Sehsinn beeinflusst werden, kann Schauen in der Tiefe einer Depression das Gefühl der Reizüberflutung wachrufen. Daher wird das Sehen vor das Hören an den Schluss des psychotherapeutischen Genusstrainings gestellt.

Horchen wird bei einer depressiven Verstimmung oft als sehr störend empfunden. So habe ich die Erfahrung gemacht, dass Menschen, die sich in einem Stimmungstief befinden, viele Geräusche als laut und unangenehm beschreiben und oft nur den Wunsch nach Stille äußern. Bei Anpassungsstörungen und Burnout ist dieses Empfinden ebenfalls zu beobachten.

In der Ursprungsform des Trainings von Koppenhöfer werden die Bedingungen, die für Genuss notwendig sind, die so genannten Genussregeln, zu Beginn vorgestellt. Ich führe diese erst im Anschluss an, da ich der Ansicht bin, es ist sinnvoller und genussvoller, vorerst frei nach den eigenen Bedürfnissen und frei von Regelungen die eigenen Sinne zu erforschen. Auch ist meine Erfahrung, dass Menschen im Zuge dieser Expedition zu den Sinnen selbst entdecken, welche Bedingungen Genuss zuträglich und welche abträglich sind.

Wie Sie nun an diese Expedition zur Erforschung Ihrer Sinne herangehen, ist Ihnen überlassen. Das Basislager ist der erste Teil des Buchs. Die Zwischenlager, also die einzelnen Sinne, habe ich so abgefasst, dass Sie selbst die Route Ihrer Tour bestimmen können. Sie können auch später immer wieder auf die einzelnen Trainingsstationen der Sinne zurückkommen und sich wieder Input zum Experimentieren holen. Sollte das Buch dann bereits in Ihrem Bücherregal seinen Platz eingenommen haben, eignet es sich dazu, ein Mal im Jahr herausgenommen zu werden, um die Achtsamkeit der einzelnen Sinne wieder etwas aufzufrischen.

Sind Sie unschlüssig, mit welchem Sinn Sie nun beginnen sollen, so kann Ihnen vielleicht die folgende Überlegung helfen: Welches ist Ihr bevorzugter und aktivster Sinn und welcher Sinn kommt bei Ihnen am wenigsten zum Einsatz?

Mit dem bevorzugten Sinn zu beginnen, kann den Einstieg erleichtern, jenen Sinn, der eher ungenützt in Ihnen schlummert in die Mitte zu setzen und sich für den Schluss den Zweitgereihten aufzuheben, wäre ein möglicher Ablauf.

Es wird Ihnen nicht entgangen sein, dass ich erwähnte, dass der Mensch über sechs Sinne verfügt. Den sechsten Sinn stellt für mich der intellektuelle Sinn dar. Die Kognitionen, also die Gedanken sowie die gesamte Hirnaktivität mit Ihrer Vernetzungsfähigkeit meine ich damit. „Ich denke, also bin ich" postulierte Descartes. Denken alleine kann schon genussvoll sein und es trägt auch noch zu anderen Genüssen bei. In der aktuellen Hirnforschung sieht man ein funktionierendes Kurzzeitgedächtnis als Voraussetzung für Bewusstheit an. Bewusstheit verbindet die Wahrnehmung mit der Ebene der Erinnerung, um im Raum zwischen Reiz und Reaktion bewusst Entscheidungen auf der Grundlage von Einsicht und Verständnis zu treffen. So überlasse ich es nun Ihnen, Ihre Entscheidung für die Route der Sinnestour zu treffen.

Beipacktext zur Expedition der Sinne

Genusstraining wird in der psychotherapeutischen Praxis in Form einer verbalen Anleitung durch die Therapeutin oder den Therapeuten geführt. Sie haben nun aber das Buch in den Händen und lesen die Anleitung selbst. Das bedeutet, Sie können nicht gleichzeitig lesen und die jeweiligen Experimente zu den einzelnen Sinnen durchführen. Das wäre jeglichen Bedingungen für Achtsamkeit und Genuss abträglich.

Daher mein Vorschlag: Lesen Sie an einem gemütlichen Plätzchen, an dem Sie sich wohl fühlen und ungestört sind, zuerst den Abschnitt über einen Sinn und experimentieren Sie danach mit diesem Sinn ohne Textvorlage. Sie sollen den Text auch nicht auswendig lernen, sondern führen Sie es so aus, wie es in Ihrer Erinnerung ist. Sie können dabei nichts falsch machen. Lauschen Sie beim Experimentieren einfach auf Ihr Gefühl, so wird die Sinnesexpedition auch keine schädlichen Nebenwirkungen haben!

Sie können die Sinnesexperimente aber auch mit einer Freundin, einem Freund oder mehreren davon machen. Nicht nur gemeinsam zu lachen, sondern auch die Vorlieben, Bedürfnisse und Empfindungen von den anderen zu erfahren und sich darüber auszutauschen, ist inspirierend und genussvoll.

Es werden während der Sinnesexpedition von mir Anregungen angeboten. Sehen Sie diese als Vorschläge, und wenn Sie sie als störend empfinden, lesen Sie darüber hinweg. Greifen Sie Ihre eigenen Vorstellungen auf! Fällt Ihnen zu manchen Fragen nichts ein, dann ist das einfach so, akzeptieren Sie es und gehen Sie weiter im Text. Es geht um Genuss und nicht um Leistung!

Kommen unangenehme Assoziationen auf, so versuchen Sie gleich zu einer neuen, angenehmen Situation überzugehen!

Das achtsame Erforschen der einzelnen Sinne dient dazu, mir jeden meiner Sinne wieder einzeln zugänglich zu machen und damit zu experimentieren, um mir der Vielfalt und Differenziertheit jedes Sinnes (wieder) bewusst zu werden. Es soll Sie dabei unterstützen, Ihre Sinne danach so einzusetzen zu können, dass sie Ihnen jeden Tag, bei all Ihren täglichen Genusszeiten, -momenten oder -nischen in aller Pracht und Reichhaltigkeit zur Verfügung stehen. Trainierte und sensibilisierte Sinne ermöglichen es, täglich neue Erfahrungen zu machen, die ihre Benutzer in angenehmes Staunen, Freuen und Wohlsein versetzen.

Erst wenn man weiß, was an einem Schönen hässlich ist oder was an einem Hässlichen schön ist, dann kann man Schönheit und Hässlichkeit wirklich erkennen.
[Frühling des Lü Bu WE, S. 165]

Sehen

Farbsehen

Wo sehen Sie jetzt im Moment Farben?

Haben Sie Farben, die Sie gerne mögen?

Gehen Sie aufmerksam durch Ihre Wohnung und wählen Sie einen Gegenstand in einer Farbe, die Ihnen jetzt im Moment am meisten zusagt. Setzen Sie sich dann mit diesem Gegenstand auf einen Platz, an dem Sie sich wohl fühlen. Nehmen Sie eine angenehme Position ein und versuchen Sie sich mit einigen ruhigen, regelmäßigen Atemzügen zu entspannen.

Lenken Sie Ihre Aufmerksamkeit auf das Sehen und machen Sie sich bewusst, dass Ihre Augen die Fähigkeit besitzen, Farben wahrzunehmen.

Stellen Sie sich vor, Sie sehen diese Farbe zum ersten Mal und versuchen Sie auf die Farbe und nur auf die Farbe zu achten. Die Welt um Sie herum ist zur Zeit nicht existent, es gibt nur die Farbe und Sie. Lassen Sie die Farbe ausgiebig auf sich wirken.

Gibt es Schattierungen?

Ist die Farbe glänzend oder matt?

Ist die Farbe kräftig oder eher ein Pastellton?

Führen Sie Ihren farbigen Gegenstand näher an Ihre Augen heran und beobachten Sie, ob sich die Farbe verändert. Verändern Sie nun langsam die Entfernung des farbigen Gegenstands zu den Augen von nah bis zu einer Armlänge weit weg und erkunden Sie,wie sich die Farbe verändert. Dann bringen Sie den Gegenstand wieder in eine angenehme Entfernung zu Ihren Augen uns lassen die Farbe weiter auf sich wirken.

Gönnen Sie nun den Augen eine Ruhepause, schließen Sie sie und stellen sich die Farbe vor Ihrem inneren Auge vor. Verblasst die Farbe, so öffnen Sie die Augen und frischen die Farberinnerung wieder auf.

Lassen Sie sich für die einzelnen Betrachtungspunkte so lange Zeit, wie Sie es als angenehm empfinden. Möchten Sie auf die eine oder andere vorgeschlagene Betrachtungsweise der Farbe nicht näher eingehen, so lassen Sie diese aus und gehen weiter zu einer anderen.

Tagträumen Sie nun die folgenden Möglichkeiten durch:

Ist es eine reine Farbe oder ein Mischton?

Fällt Ihnen etwas ein, das ebenso gefärbt ist?

Fällt Ihnen zu der Farbe eine angenehme Erinnerung ein?

Wie fühlt sich diese Farbe an, versuchen Sie ein Gefühl zu benennen, das zu der Farbe passt!

Wie könnte sich die Farbe anhören, wäre sie ein Geräusch oder ein Musikstück?

Kennen Sie ein Musikinstrument, das zu der Farbe stimmig ist?

Gibt es in der Natur ein Geräusch, das Sie mit der Farbe in Einklang bringen können?

Wie könnte die Farbe riechen, wäre sie ein Duft?

Gibt es einen Geschmack, den Sie mit der Farbe in Verbindung bringen?

Finden Sie Worte, die zu Ihrer Farbempfindung passen?

Wie könnte sich die Farbe anfühlen, wäre sie ein Material?

Stellen Sie sich einen Saal voller Menschen vor, die alle in dieser Farbe gekleidet sind. Wie würde das farbige Treiben auf Sie wirken?

Stellen Sie sich eine Landschaft vor, die alle Schattierungen dieses Farbtons aufweist. Wie würden Sie sich in dieser Landschaft fühlen?

Fällt Ihnen zu dieser Farbe ein Buch, ein Gedicht, ein Film oder ein Lied ein?

Gibt es eine Farbe, die besonders gut zu Ihrer Farbe passt?

Ist diese Kombination harmonisch oder anregend disharmonisch?

Kehren Sie dann mit der Aufmerksamkeit wieder zu Ihrem farbigen Gegenstand zurück und saugen Sie die Farbe noch einmal so richtig auf, um sich dann gemütlich zurückzulehnen und Ihre Farbeindrücke noch etwas nachklingen zu lassen.

Farbassoziationen:

Farbe	Tastsinn	Geschmack	Geruch
Rosa	fein, zart, sehr weich	süßlich, mild	
Lila	samtig	süßlich, herb	süßlich, unerotisch
Violett	samtig	bitter, veilchenblau (besoffen)	schwer, schwül, narkotisch, betäubend, süß, duftend
Indigo	samtig	herb-bitter	geruchlos
Blau	glatt, bis unantastbar hell: wirkt weich	neutral	geruchlos
Türkis	glatt, wässrig	saftig, frisch bis salzig	
Grün	glatt bis feucht dunkel: wirkt hart	frisch, herb, bitter, kühl, sauer-saftig	frisch, duftend, Parfüm (grüne Duftnote)
Oliv		ölig	faulig
Gelbgrün	trocken	sauer, herb, erfrischend, bitter	

Farbe	Tastsinn	Geschmack	Geruch
Gelb	glatt, lichthaft weich, besonders, wenn es ins Rötliche geht	grünlich: sauer rötlich: süß	Parfüm, Blumenduft
Orange	trocken, flammig	herzhaft	
Rot	fest dunkel: wirkt rau	süß, kräftig, scharf, würzig, knusprig	
Gold	glatt, seidig	süß, gut, atemberaubend	
Ocker	sandig, bröckelig	säuerlich, neutral	
Braun	trocken, brockig, schlammig	bratig, knusprig, herb	Aroma, modrig, muffig, Fäkalien
Weiss		mild, salzig	geruchlos
Grau			schlechter Geruch

Quelle: Dr. Heinrich Frieling, Farbe hilft verkaufen

Farben rufen auch interessante Empfindungsassoziationen zu anderen Sinnen hervor. Einen Überblick finden Sie in der Tabelle!

Es gibt viele Möglichkeiten im Alltag, Farben bewusste Aufmerksamkeit zu schenken. Alle in Folge angeführten Möglichkeiten dienen nur als Anregung. Ich bin mir sicher, Sie finden selbst individuelle Farbmomente, die Ihnen intensiven Farbgenuss bescheren.

Es ist früh am Morgen. Der erste Blick richtet sich auf den Digitalwecker, der mit tiefrot leuchtenden Ziffern anzeigt, dass es Zeit ist, aufzustehen. Vielleicht ist es auch schon hell genug, dass Sie die Farbe Ihrer Bettwäsche wahrnehmen, auch wenn sie in kräftig reinem Weiß strahlt. Auf die Beine und in das WC geeilt, sehen Sie farbige Fliesen oder buntes Toilettenpapier. Weiter ins Bad: Dort könnten Handtücher in kräftigen Farben Ihre Augen erfreuen. Welche Farbe hat Ihre Seife oder Ihr Duschbad?

Der Tee in einer Glastasse könnte goldgelb oder rot leuchten. Der Kaffee tiefschwarz oder cremigbeige aus der Tasse duften. Die Marmelade auf dem Brot erdbeerrot, marillenorange oder kiwigrün beben. Weißgoldgetupft ist das Müsli, in welches die gelb leuchtende Banane geschnitten wird.

Gibt es Farbe in Ihrem Kleiderschrank? Wie mögen Sie die Farbkombinationen? Nach welcher Farbe haben Sie heute ein Bedürfnis? Wie fühlen Sie sich heute in der Farbe Ihrer Kleidung?

Welche Farben leuchten Ihnen in Ihrer Wohnung auf dem Weg zur Türe entgegen?

Welche Farbe hat der Tagesbeginn? Sehen Sie Autos in Farben, die Sie mögen? Sehen Sie Mitmenschen, die besonders ansprechende Farben tragen? Sehen Sie Plakate in leuchtenden Farben? Gibt es Bäume, Sträucher, Gras oder Blumen, wenn Sie das Haus verlassen und unterwegs sind? Setzen Sie den Tag nun selbst fort. Wo leuchten Ihnen überall Farben entgegen?

Orte, an denen Farben danach rufen, betrachtet und genossen zu werden, sind zum Beispiel:

- Wollgeschäfte
- Künstlerbedarfshandlungen (Buntstifte, Pastellkreiden, Acrylfarben, …)
- Bijouterien
- Blumengeschäfte
- Märkte/Obststände
- Parkanlagen, von den ganz großen bis zu den kleinsten
- bepflanzte Grünstreifen zwischen Straßen (z.B. die Wagramer Straße in Wien)
- Glasfronten von Gebäuden, in denen sich die Sonne spiegelt
- der Himmel mit und ohne Wolken und zu allen Tages- und Nachtzeiten
- Kinderspielplätze, Kindergärten
- Wasser, egal ob kultiviert in einem Becken oder als Fluss, Bach oder Teich

- Landschaft nach einem Regenguss
- Natur in allen Varianten

Sie werden in nächster Zeit selbst zahlreiche farbenfrohe Angelegenheiten entdecken, wenn Sie achtsam durch Ihren Alltag schreiten!

Der Lichtwechsel trägt auch zu einer Veränderung der Farbwahrnehmung bei. Morgen-, Mittags-, Abend- oder Nachtlicht tauchen Orte, Dinge und Situationen in unterschiedliche Töne und Schattierungen und verändern auch die Atmosphäre.

Bunt angerichtete Speisen erfreuen nicht nur das Auge, sondern können zusätzlich auch noch gesund sein. So lautet beispielsweise ein Prinzip in der makrobiotischen Küche, dass ein Menü möglichst immer die fünf Farben aus dem Kreis der fünf Elemente enthalten sollte: Orange/Gelb, Rot, Schwarz, Weiß und Grün. Unabhängig davon, ob man dieser Gesinnung angehört, sind makrobiotische Menüs wunderschön anzusehen.

Haben Sie schon einmal versucht ein Blatt Papier mit weichen Ölkreiden oder Acrylfarbe in einer Farbe, mit Farbverläufen oder Schattierungen, die Sie mögen, anzumalen? Oder sich in einem Farbrausch auf einem großflächigen Bild zu verlieren? Hat Sie lediglich der unangenehme Gedanke an die mögliche damit einhergehende Verschmutzung oder das Fehlen der entsprechenden Malmaterialien davon abgehalten? In diesem Fall bieten KunsttherapeutInnen Schnupperseminare an. Sind Sie Eltern junger Kinder, so können Sie sich von ihrem Sprössling inspirieren lassen und sich einmal die Malutensilien ausborgen.

Die Blumenhandlung oder die Blumenwiese kann dazu einladen, ein Einzelexemplar oder einen Strauß für die eigene Wohnung zusammenzustellen. Der Obststand bietet sich an, sich ein fruchtiges Arrangement zu gönnen.

Der Himmel stellt sich Ihnen kostenlos zur Verfügung, um seine Farben zu bewundern und Wolkengestalten entdecken zu lassen.

Struktursehen

Das räumliche Sehen ist die dreidimensionale Wahrnehmung von Gegenständen und der nächste zu erkundende Bereich des Schauens, bei dem nun das Struktursehen erforscht werden soll. Es geht um die Wahrnehmung, in welcher Art und Weise die Teile eines Ganzen untereinander in Verbindung und zu dem Ganzen in Verbindung stehen.

Sie sollen nun wahrnehmen, welche räumlichen Anordnungen es sind, die ein Bild oder eine Szenerie interessant oder ansprechend erscheinen lassen. Das können ganz unterschiedliche Elemente sein, wie z. B. die Anordnung von Steinen in einer Steinmauer, ein Arrangement aus Blumen, Ästen oder Gräsern, die Reihung von Maulwurfshügeln auf einer Wiese, die Anordnung von Pflanzen in einem Steingarten, die Skyline eines Stadtteils, Bücher in einem Regal oder die Anordnung von Möbelstücken in der Wohnung.

Werke aus der bildenden Kunst eignen sich dazu ebenso wie Zeichnungen und Skulpturen, die Kinderhände geschaffen haben. Abstrakte Kunst eignet sich besonders gut für die Erforschung des Struktursehens.

Woran liegt es, dass vom „schwarzen Quadrat" von Kasimir Malewitsch Spannung ausgeht? Wäre die schwarze Fläche kleiner oder größer, würde sie dann immer noch so wirken?

Was lässt die Bilder „The Girl" oder „There Was a Little Magpie" von Joan Miro so viel Kraft ausstrahlen?

Skizze in Anlehnung an das Bild „Schwarzes Quadrat“ von K. Malewitsch

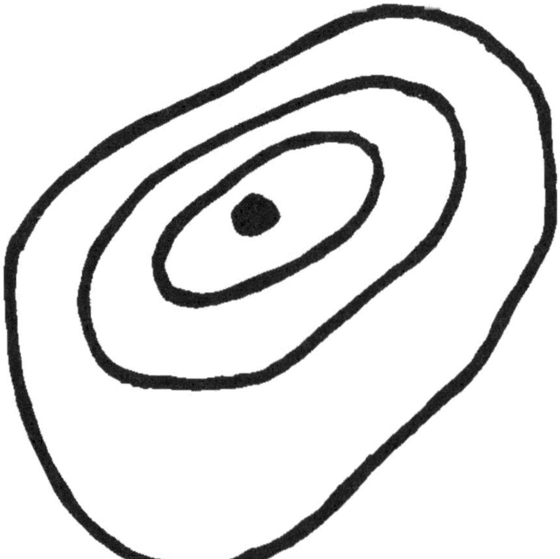

Skizze in Anlehnung an das Bild „There Was a Little Magpie“ von J. Miro

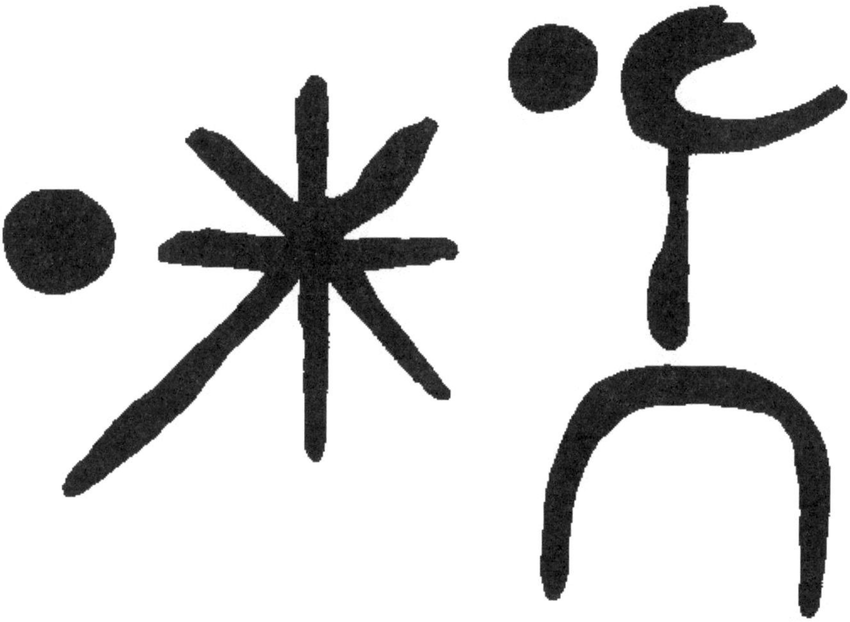

Skizze in Anlehnung an das Bild „The Girl" von J. Miro

Wodurch gewinnen die Skulpturen von Bruno Gironcoli ihre Dynamik? Sie finden einige dieser monumentale Werke übrigens frei zugänglich in der Donaucity beim Strabag-Kunstforum in Wien.

Wovon geht die Ausdruckskraft von Oswald Tschirtners Zeichnungen „Schneefall" oder „Ein Seil" aus? Die Werke der Künstlergruppe aus Gugging eignen sich meiner Ansicht nach sehr gut, um sich mit dem Struktursehen auseinander zu setzen. Ich bin hier allerdings etwas voreingenommen, da sie zu meinen bevorzugten Künstlern zählen.

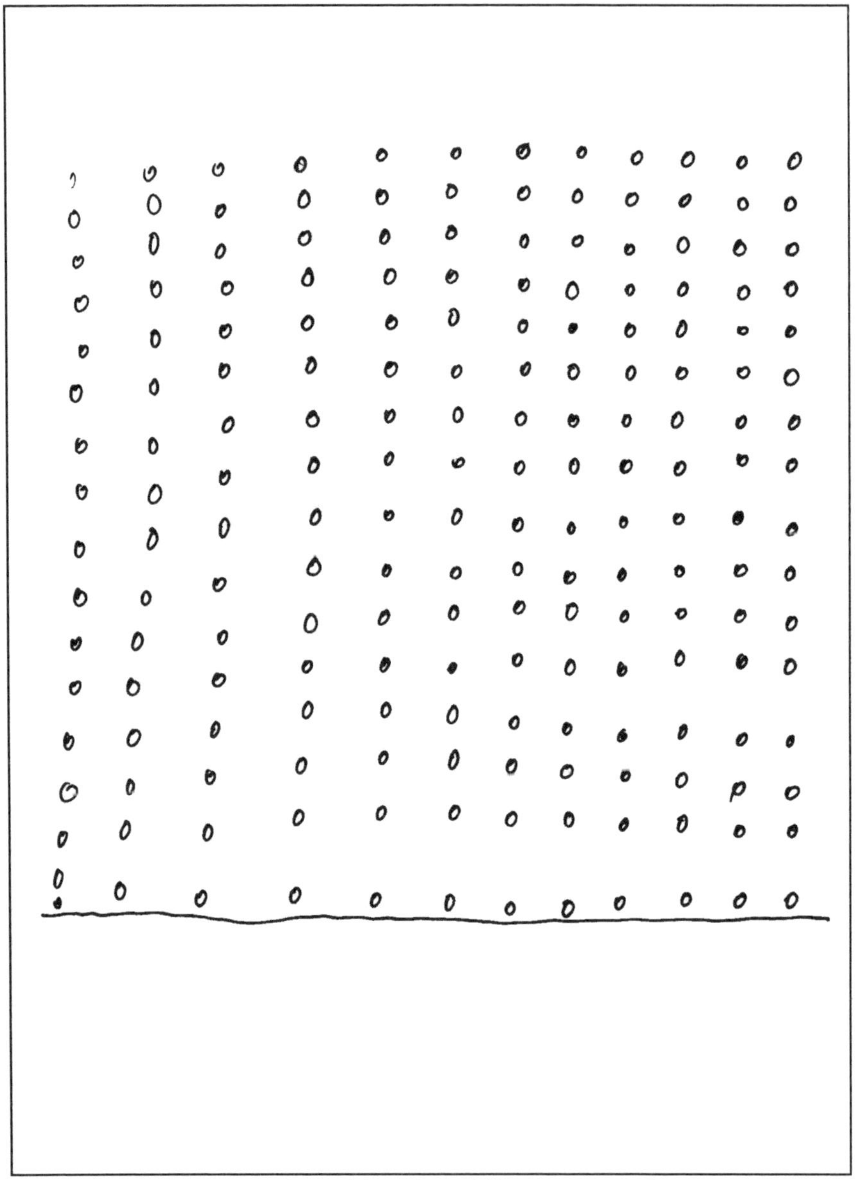

Skizze in Anlehnung an das Bild „Schneefall“ von O. Tschirtner

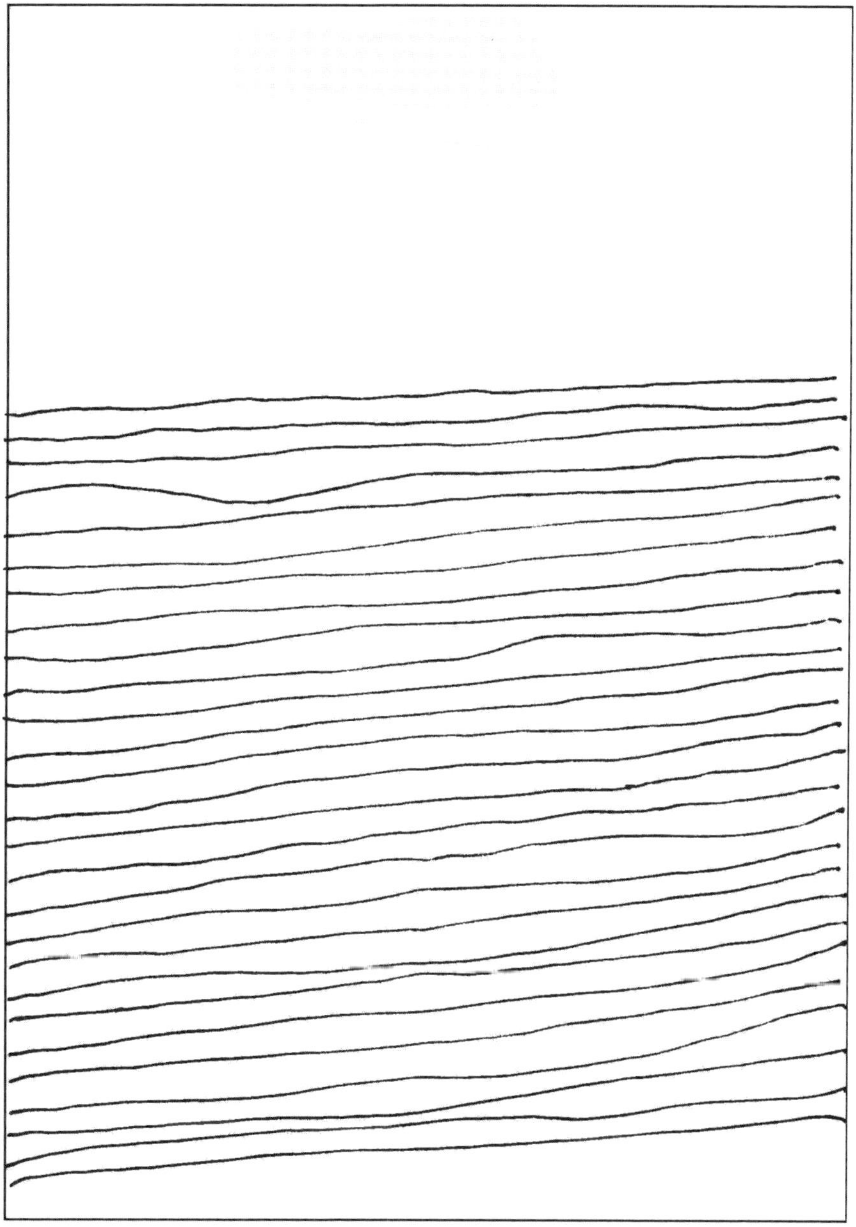

Skizze in Anlehnung an das Bild „Ein Seil" von O. Tschirtner

Gehen wir wieder in den Alltag zurück, denn auch dieser ist übersät mit Dingen, die Ihre Augen durch die Struktur erfreuen können: Büromaterialien, Straßenlaternen, Geschirr, Gläser, Glaskugeln, Kaleidoskope, Kanalgitter, Zäune, Reifen, Türklinken, Tore, Platinen, Innenleben von Computern, Eisenbahnschienen, Stufen, Werkzeug, Schrauben und viele andere Dinge werden Ihnen begegnen. Entdecken Sie selbst weitere!

Richten Sie Ihre Aufmerksamkeit auf das Zusammenspiel verschiedener Formen, Linien, Größen, Oberflächenbeschaffenheiten und ihre Anordnung zueinander. Lassen Sie sich beim Schauen die Zeit, die Sie brauchen, um auch zu fühlen, wie es Ihnen gefällt.

Lassen Sie auch Ihrer Schaffenskunst freien Lauf! Stellen Sie sich am Arbeitsplatz und in Ihrer Wohnung Ihre eigenen Kompositionen aus Blumen, Obst, Pflanzen, Kerzen, Gläsern, Schalen und auch anderen Gebrauchsgegenständen oder Dingen zusammen. Ansprechend gestaltetes Büromaterial kann auf Ihrem Arbeitstisch zum optischen Genuss beitragen.

Wenn Sie Lust haben, fotografieren Sie Ihre Entdeckungen und Eigenkreationen. Dic meisten Mobiltelefone verfügen heutzutage über eine Kamera und so kann man ein mögliches Stressobjekt zum Festhalten von optischen Genussmomenten verwenden. Auch Digitalkameras sind mittlerweile so klein und optisch oft schön gestaltet, dass sie als ästhetischer Begleiter auf Ihrer Expedition vielleicht willkommen sind. Sie können Ihre Eindrücke dann nochmals in Ruhe betrachten und vielleicht immer wieder neue Details entdecken.

Beobachten von Bewegungsabläufen

Das Beobachten von Bewegungsabläufen ist ein weiteres Element des genussvollen Sehens und kann sehr entspannend sein. Sie werden sicher selbst schon manchmal versunken sein in den Takt von regelmäßigen Bewegungen, wie z.B. sanften Meereswellen, die stetig an den Strand rollen oder das Pendel einer Uhr oder Wolken, die am Himmel vorbeiziehen. Mir ist aufgefallen, dass Kinder, die an Hyperaktivität leiden, völlig ruhig und in sich versunken die Lavalampe in meiner Praxis ansehen und dann sagen, dass sie dieses Bewegungsspiel als angenehm und beruhigend empfinden. Auch für Menschen ohne Hyperaktivität trägt das Beobachten des sanften Aufsteigens, Aneinandergleitens und wieder Absinkens der Lavablasen zur Entspannung bei.

Auch ein Metronom anzusehen kann Sie in eine Art Gleichmäßigkeit und Ruhe versetzen. Ebenso rufen diesen Zustand Windspiele, Kreisel, Schneefall, Wasserfälle, Regen, flackerndes Kerzenlicht/Feuer oder Lichtspiegelungen auf einer Wasserfläche hervor.

Das Beobachten gleichmäßiger Bewegungen wurde und wird auch für Tranceinduktionen eingesetzt. Nicht nur im Schamanismus wird Trance angewendet, auch in wissenschaftlich fundierten Bereichen nutzt man diesen Zustand der Hirnaktivität. Trance ist die Ebene zwischen Wachzustand und Schlaf. Sie ist anders als Meditation, welche meist auf Gedankenstille oder auf einen bestimmten Fixpunkt gerichtet ist, da Trance eher offener und individueller ist. Eine Form von Trance kennt vermutlich fast jeder, sie wird meist als „ins Narrenkasterl schauen“ oder „Starrtrance“ bezeichnet.

Aus der Hirnforschung weiß man, dass Alpha-Wellen (8–13 Hz) im EEG sichtbarer Ausdruck eines entspannten Ruhezustands sind, wie auch in der Meditation und Entspannung. Theta-Wellen (4–7 Hz) treten im Zustand der Übermüdung und in weniger tiefen Schlafstadien auf, also auch im Trancezustand, bei tiefer Meditation sowie zwischen Wachen und Schlafen. Diesem Bereich wird ein hohes Kreativitätspotential zugesprochen. Kinder produzieren wesentlich häufiger Theta-Wellen als Erwachsene, bis zum Alter von etwa sechs Jahren weisen deren EEG-Ableitungen sogar überwiegend diese Wellen auf.

Beobachten Sie selbst, welche optischen Bewegungsabläufe angenehme Empfindungen hervorrufen, welche in Ihnen Ruhe und Entspannung entstehen lassen oder ob es auch solche gibt, die Ihnen unangenehm sind und Sie nervös werden lassen.

Versuchen Sie in den kommenden Tagen offenen Auges und staunend durch die Welt zu schreiten!

Eine Anregung zum Hin-Sehen finden Sie in der Tabelle.

Tabelle Sehen:

Natur (auch in d. Stadt!)	**Pflanzen**	**Wald**	**Tiere**
Tageszeiten	Gräser	Laubbäume	Schmetterlinge
Himmelsfärbung	Bäume	Nadelbäume	Nachtfalter
Nachthimmel	Sträucher	Pockerln	Käfer
Sonnenaufgang	Blumen	Dichter Wald	Spinnen
Nebel	Zimmerpflanzen	Lichter Wald	Bienen
Dunst	Früchte	Waldlichtungen	Wespen
Wolken, Himmel	Kräuter	Wurzeln	Hummeln
Vogelnester	Äste ohne Laub	Blätter	Raupen
Erde		Moos	Ameisen
Gras		Flechten	Vogelarten
Sand		Vermodertes Laub	Hasen
Steine		Waldboden	Eichhörnchen
Spinnennetze		Pilze	Wasservögel
Ameisenburgen	**Stadt**	Dürre Äste	Fische
Grüntöne	Hausfassaden	Baumrinde	Hunde
Wasser, Wellen	Spiegelungen	Baumstümpfe	Katzen
Regenbogen	Denkmäler		Tiergarten
Luftspiegelungen	Kanaldeckel		Haus des Meeres
Teich, See, Fluss	Schaufenster		Schmetterlingshaus
Regen	Menschen		
Schneeflocken	Baustile		
Schneedecken	Autos		
	Fahrräder		
	Lichtreklamen		
	Lichtermeer		
	Laternen		
	Litfasssäulen		
	Balkonblumen		

Anregungen zum Hin-Sehen in der Natur.

Die Natur des Ohres ist es, die Töne zu lieben; aber wenn das Herz nicht heiter ist, so mögen alle fünf Klänge ertönen, und man hört sie nicht.
[Frühling und Herbst des Lü Bu We, S. 60]

Hören

Das Hören ist ein ständig wacher Hintergrundgrundsinn, wir hören daher auch, wenn wir schlafen. Uns umgeben fast immer Geräusche, die uns aber meist erst dann bewusst werden, wenn Sie uns stören oder besonders positiv auffallen. Störende Geräusche aus unserem Bewusstsein auszublenden ist oft langwierig und schwierig. Es wird hier auch erkennbar, dass Hören ein Sinnesbereich ist, der sehr sensibel ist. So wünschen sich vielleicht viele Menschen, Stille zu hören. Diese zu hören bedarf ebenfalls eines Trainings und ist nicht so einfach, denn Stille ist nicht gleich Stille.

Leicht hingegen ist dabei, dass wir keine speziellen musikalischen Fertigkeiten, Begabungen oder gar das perfekte Gehör dazu benötigen. Beim Positiven erleben von Hörereignissen geht es um ganz persönliche Vorlieben. Es geht nicht darum, musikalische Meisterstücke zu hören, sondern darum, den Alltag nach angenehmen Geräuschen zu durchforsten. Ich habe nichts gegen überwältigende Werke der Musik, aber für diese benötigen Menschen, die solche gerne hören, keine Genussanleitung.

Den Hörsinn zu sensibilisieren fängt beim Suchen von alltäglichen Geräuschen und dem Finden von angenehmen Rhythmen an.

Vorschläge für Horchexperimente:

Was hören Sie jetzt im Augenblick um sich herum?

Wie hört sich Apfelschälen an?

Wie hört es sich an, wenn Sie den Satz „Das ist ein tolles Buch!" mit Bleistift auf ein Blatt Papier schreiben? (Für mich hört sich das übrigens sehr genussvoll an!)

Wie hört es sich an, wenn das jemand anderer tut?

Wie hört es sich an, wenn das Papier nun zusammengeknüllt wird?

Wie hört es sich an, wenn das Stück Papier nun zerrissen wird?

Klingt es anders, wenn ein Stück Zeitung zerrissen wird?

Wie klingt Ihre Klospülung?

Hört sich das Wasser aus dem Waschbeckenhahn anders an als das aus der Badewanne?

Wie klingt das Wasser aus der Brause?

Wie hört sich Ihr Computer an?

Wie hört sich die Kaffeemaschine an?

Wie hört sich der Regen oder der Wind an?

Wie hört sich das Knacken von Nüssen an?

Klingen mildes und prickelndes Mineralwasser beim Einschenken gleich?

Wo können Sie Stille hören?

Wie hört sich Stille für Sie an, müssten Sie diese einem Außerirdischen beschreiben?

Wie hört sich ein stehendes Gewässer an und wie ein fließendes?

Wie klingt das Meer?

Hören Sie im Sommer bei offenem Fenster Grillen zirpen?

Wie klingt der Regen auf dem Fensterbrett und wie an der Fensterscheibe?

Diese Anregungen sollen nicht in ein Leistungshören ausarten! Am besten, Sie suchen sich jene „Hör-Aufgaben“ heraus, die Sie ansprechen und die für Sie ein genussvolles Experimentieren darstellen. Vielleicht greifen Sie dann ein anderes Mal einige von den restlichen Vorschlägen auf. Lassen Sie Ihrer Fantasie freien Lauf und entdecken Sie selbst weitere Horchsituationen.

Empfinden Sie beim achtsamen Lauschen ein Geräusch als nervend und unangenehm, registrieren Sie diese Empfindung in Ihrem Hörgedächtnis und gehen Sie zu einem anderen Geräusch über.

Es ist erwiesen, dass der Grad der Lärmempfindlichkeit kulturell bedingt ist. Unsere südlichen Nachbarn sind im Allgemeinen Geräuschen und Lärm gegenüber toleranter als Nordeuropäer. Wichtig ist es jedoch, um seine persönliche Lärmtoleranz zu wissen und zu wissen, welche Geräusche mich in meinem Wohlbefinden stören. Lärm wird in der Sozialpsychologie als aversiver, also negativer Reiz bezeichnet und gilt daher als Stressor. Das Bedürfnis des Menschen als Reaktion auf solche Reize ist meist das, zu fliehen oder die Quelle auszuschalten, was aber nicht immer möglich ist. Daher kann man versuchen, die Situation als unangenehm zu akzeptieren, und wenn man wieder aus der Situation heraußen ist, die neue angenehmere Geräuschkulisse zu genießen. Dieser Vorschlag zielt auf eine der später folgenden Genussregeln, „Askese kann Genuss erhöhen“, ab.

In jedem Fall hilft uns aber die Fähigkeit unseres Gehirns dabei, neue lästige Geräusche, die ständig in unserer unmittelbaren Umgebung vorhanden sind, mit der Zeit auszublenden. Man nennt diesen Prozess „Habituation“, man gewöhnt sich also an diese störenden Geräusche. Im Durchschnitt braucht der Mensch bis zu vier Monate, um sich an ein neues Geräusch zu gewöhnen, wie z.B. das Ticken einer Wanduhr, das Quietschen der Straßenbahn, das Vorbeifahren von Autos am

Wohnzimmerfenster und dergleichen. Es kann aber, je nach psychischer Verfassung, auch immer wieder Zeiten geben, in denen man diese Geräusche trotzdem wieder als störend registriert, dies ist aber meist nicht von langer Dauer.

Ich gehe nun nach dem Exkurs zur Hörbelästigung wieder zurück zu den Horchexperimenten und dem angenehmen Lauschen. Im nächsten Trainingschritt des Horchens lenken Sie Ihre Aufmerksamkeit auf folgenden Bereich: Wie ist der Ton des jeweiligen Geräusches?

hoch	______________________________	tief
hell	______________________________	dumpf
schrill	______________________________	zart
laut	______________________________	leise
rau	______________________________	glatt
hart	______________________________	weich
kratzend	______________________________	samtig
blubbernd	______________________________	knallend
fließend	______________________________	rauschend

Diese Einteilungsvorschläge sind natürlich jederzeit erweiterbar mit allem, was Ihnen selbst noch an Tonqualitäten einfällt.

Erkennen Sie Tonabfolgen, Rhythmen oder gar Melodien und Klangkompositionen bei Ihren Horchexperimenten? Versuchen Sie zu erkennen, welches Geräusch Sie als angenehm wahrnehmen, welches Sie beruhigt, erheitert, erstaunt, nervt oder langweilt.

In Genussgruppen fordere ich die Teilnehmer zu diesem Zeitpunkt zu den Trainingsaufgaben „Lauschspaziergang“ und „Klangsauger“ auf, die ich Ihnen nun ebenfalls vorstellen möchte.

Lauschspaziergang

Gehen Sie alleine oder in netter Horchbegleitung eine halbe Stunde spazieren und horchen Sie auf alle Geräusche, die Sie dabei begleiten und denen Sie begegnen. Das Knacken des Schlüssels beim Zusperren der Wohnungstüre, das Quietschen der Schuhsohlen auf dem Steinboden, der Klang beim Drücken des Aufzugknopfs, das Surren des Aufzugs, das Gleiten der Türen, das Knirschen von Kies unter den Füßen, das Zwitschern der Vögel, das Krächzen der Krähen, das Gurren der Tauben, das Hupen und Rauschen der Autos, das Zuschlagen einer Autotüre, das Rattern von Skateboards, das Lachen von Kindern, das Rauschen des Windes, das Streiten von Menschen, das Klackern von Absätzen auf dem Asphalt, das Prasseln des Regens, das Läuten von Kirchenglocken, das Quietschen der Straßenbahn, das Sausen der U-Bahn, das Zischen einer automatischen Türe und noch viel, viel mehr kann es zu hören geben – je nachdem, in welcher Umgebung man sich aufhält.

Klangsauger

Sie benötigen hierzu ein Aufnahmegerät, wie z.B. ein Diktiergerät oder einen MP3-Player mit Aufnahmefunktion. Stellen Sie sich vor, dieses Gerät wäre ein Klangsauger, mit dem Sie nun Geräusche aus Ihrer Umgebung aufsaugen. Es geht um jene Geräusche, die Sie sonst nicht beachten, die aber angenehm und interessant für Sie klingen. Erstellen Sie ein Konzert aus Alltagsklängen. Sie finden Ihre Orchestermitglieder z.B. im regelmäßigen Klicken einer PC-Tastatur, dem Rauschen des PCs, im Sprudeln des Wasserkochers, im Ticken der Uhr, im Rattern des Handmixers, im Schnaufen des Dampfbügeleisens, im Tropfen oder Rauschen des Wasserhahns, im Schleudern der Waschmaschine, im Gluckern der Kaffeemaschine, im Klicken des Lichtschalters, im Klingen der Türglocke, in den Cornflakes, im Schnurren oder Miauen der Katze, im Bellen des Hundes und Sie finden selbst gewiss noch zahlreiche weitere Musiker im Orchester des Alltags.

Eine andere Trainingsaufgabe ist, mit Alltagsgegenständen selbst Klänge zu erschaffen und so eine Klangkomposition zu gestalten und aufzunehmen. Als Musikinstrumente eignen sich z.B. Kochlöffel, Kaffee- und Esslöffel, die Hände, die Füße, Steine, Muscheln, Gläser, Flaschen, Kochtöpfe, Blumentöpfe, Holzbretter, Teller, Polster, Drahtkleiderbügel und alles, was Ihr musikalisches Herz sonst noch begehrt.

Überlegen Sie, ob es Geräusche gibt, die Sie im Alltag selbst gerne erzeugen, einfach weil es Spaß macht. Wie z.B. Kaugummiblasen zerplatzen, Papier zerreißen, Rülpsen, Blumengießen, Papiersäckchen aufblasen und zerplatzen, in einer Tasse umrühren, Briefe ratschend öffnen, in einen Apfel beißen, pfeifen oder singen, Gläser zum Singen bringen, mit dem Mund ploppen und vieles mehr – natürlich auch alles, was Kindern oft verboten wird.

Hören Sie Ihr Konzert dann selbst an und vielleicht möchten Sie auch andere Menschen daran teilhaben lassen. All diese Experimente mit einer Freundin, Bekannten oder einem Freund zu machen kann ebenfalls sehr heiter und genussvoll sein. Sie haben dadurch die Möglichkeit, sich miteinander auszutauschen und andere Höreindrücke und Hörempfindungen kennen zu lernen. Darum wird das therapeutische Genusstraining auch bevorzugt in Gruppenform durchgeführt.

Städte, Landschaften und Orte produzieren Klangkonzerte. Die Wüste ist meist ein lautloser Ort, an dem die Stille körperlich spürbar wird. Die Wüste schluckt zwar alle Geräusche, wird zumindest in der Zeitschrift „Hear the World“ im Artikel „Der Gesang der Wüste“ beschrieben, aber sie ist nicht immer lautlos.

» *Zuweilen schwingt sie sich mithilfe der Elemente auf und spielt eine wilde Musik. Sie hat ihre ganz eigene Klangkulisse. Wie ein Lebewesen kann sie singen, brummen, schreien, tosen und wimmern. Das wussten lange Zeit nur die Eingeweihten – Menschen, deren Lebensraum die Wüste ist, (...) Wo man äußerste Stille vermutet und sogar bewusst sucht, kann es überraschend laut werden. (...) Schon Marco Polo berichtete, dass er beim Durchqueren*

der Takla Makan-Wüste ein lautes, unheimliches Brummen hörte, dessen Ursache ihm verborgen blieb. (…)
Es ist Sand, der zu den unterschiedlichsten Tönen fähig ist. Wenn beispielsweise Lawinen aus besonders trockenen Sandkörnern abgehen, also eine Düne hinunterrutschen, dann erzeugt die Reibung zwischen den Sandpartikeln klar und laut vernehmbare Geräusche, eine Art Brummen, das kilometerweit zu hören ist. Die Buchten und Höhlungen der Dünen wirken dabei wie Schalltrichter und die Schallwellen können über 100 Dezibel erreichen (Anmerkung: Motorrad, U-Bahn, laute Stereoanlage) – lauter als Großstadtlärm. In der marokkanischen Wüste gibt es Tausende solcher brummenden Dünen. Je nach Bodenbeschaffenheit, Mikroklima und Topografie variieren die wüsteneigenen Geräusche. Der größte Musikant ist der Wind. Dort wo er Widerstand findet und sich in Schluchten und Felsen abarbeitet, heult, pfeift und singt er in allen Tonarten. Im 3000 Meter hohen Massiv (…) gibt es regelrechte Windorgeln. (…) Natürlich gehört auch das Heulen des ganz gewöhnlichen Sandsturms zur ungeahnt lauten Geräuschkulisse der Wüsten.
Angesichts der tönenden Wüste ist der Kontrast zur folgenden Stille umso größer, wenn die Elemente sich wieder beruhigen, wenn der Wind erstirbt, wenn die Wüste in ihren ureigenen Minimalismus zurückfällt und still wird (S. 40) «

Konzerte der Natur sind immer auch im eigenen Lebensraum zu entdecken, sie zu suchen und zu finden können Sie als eine nie endende genussbringende Horchaufgabe sehen.

Sie werden sich jetzt vielleicht fragen, warum ich das Naheliegendste des Horchens nicht zum Trainieren herangezogen habe, die Musikinstrumente. In therapeutischen Genuss-Gruppen werden Instrumente, die einfach handzuhaben sind, zum Experimentieren bereitgestellt. Ich gehe in diesem Buch jedoch nicht näher darauf ein, was aber nicht heißt, dass Sie selbst nicht eigene Horcherlebnisse mit Instrumenten durchführen können und sollen.

Statt dessen schlage ich jetzt vor, dass Sie in sich gehen und überlegen, ob es Musikinstrumente gibt, deren Klänge Sie bevorzugen oder ablehnen. Ich persönlich mag den Klang des Didgeridoos, der Trompete, des Saxophons, des Schlagzeugs und eines Gongs sowie von Trommeln und auch Maultrommeln. Spieluhren sind für mich ebenfalls sehr angenehm anzuhören. Diese Klänge rufen einen angenehmen Entspannungszustand hervor.

Instrumente, deren Klänge ich eher als nervig wahrnehme, sind das Klavier, die Geige und die Gitarre. Als Einzelinstrumente mag ich sie nicht, in einem Musikstück können sie aber durchaus mitwirken, wenn mich dann die Gesamtheit des Stückes anspricht.

Die Teile und Facetten, die Klangerlebnisse und Musik ausmachen, sind zahlreich. Entdecken Sie für sich jene, die zu Ihrem ganz persönlichen Genuss beitragen.

Stimme und Stimmung stehen in Zusammenhang, sowohl für den Sprecher, wie auch für den Zuhörer. Ein „gutes Gespräch" ist auch mit Musik gleichzusetzen. Klatsch, Tratsch und Gerüchte können Genuss wie Verdruss bedeuten. In jedem Fall hat die Stimme eines Menschen einen beträchtlichen Wirkungskreis. Stimmen können sympathisch klingen, Stimmen können unangenehm und bedrohlich klingen und uns sogar Schmerzen bereiten. Der Klang der Stimme, die Höhe, die Tiefe, die Schärfe, die Weichheit, die Klarheit, die Sprechmelodie, das Sprechtempo, das Stimmvolumen, die Lautstärke, die begleitende Wahrnehmungsbotschaft, die in der Stimme mitschwingt, und Ihnen fällt bestimmt noch etwas ein, das Einfluss darauf nimmt, wie wir Stimmen empfinden.

Ein erfüllendes gutes Gespräch ist nicht nur auf der Ebene des Hörsinns ein Genuss, sondern birgt geistigen Genuss sowie das Ansprechen von Emotionen in sich. Dergleichen gilt aber auch für Diskussionen, Streitgespräche und Klatsch.

Max Ackermann schreibt im Magazin „Hear the World, Nummer Vier“:

> » *Klatsch kann also auch noch etwas anderes sein. Er ist sozial wertvoll und Kitt einer Gesellschaft. Es heißt, er lehre Menschen Dinge, die sie sonst über schmerzliche Erfahrungen lernen müssten, er vermittle beiläufig Normen, Ziele und Gemeinsamkeiten. Der Verkehrston beim Klatsch ist auf Gleichheit abgestellt, er ist ein Spiel mit Loyalitäten und vermag Aggressionen in Gruppen abzubauen, ohne sie zu gefährden (S. 43).* «

Um den Hörsinn im Reich der Stimmen zu sensibilisieren, schlage ich vor zu versuchen, zwischen Stimme und Inhalt des Gesprochenen zu trennen. Gelingt es Ihnen bei vertrauten Menschen, nur auf die Stimme zu hören? Was genau mögen Sie an der Stimme von Menschen und warum mögen Sie diese Stimme? Gibt es Stimmen, die Ihnen unangenehm sind? Was haben diese Stimmen an sich, dass sie unangenehme Emotionen auslösen?

Bevorzugen Sie bei Singstimmen eher weibliche, männliche oder mögen sie beide?

Mögen Sie lieber Solostimmen oder Chöre? Was mögen Sie daran?

Gibt es Gesangsstimmen, die Sie besonders mögen?

Haben Sie schon einen Sprechchor gehört?

Mögen Sie Hörstücke? Mögen Sie Hörbücher? Was macht Ihre Vorliebe oder Abneigung aus?

Mögen Sie bestimmte Stimmen von Menschen in Film, Fernsehen und Radio?

Eine blinde Frau berichtete mir, dass ihr Horatio Cane von „CSI: Miami“ aufgrund seiner Stimme so gut gefalle und sympathisch sei. Sie hatte auch eine bildliche Vorstellung zur Person.

Das jemand anders aussieht als er klingt, ist bestimmt jedem schon mal aufgefallen. Wir sprechen am Telefon mit jemandem und machen uns dabei oft auch ein Bild von der Person, und nicht immer herrscht dann Übereinstimmung mit der Realität.

Spannend kann es sein, sich zu überlegen, was an der Stimme, die wir hören, zu unserer bildlichen Vorstellung beiträgt.

Möchten Sie nun zum Lauschangriff auf die Stimmen Ihrer Umwelt starten?

Oder singen Sie lieber selbst? Genussvoll daran aus meiner Sicht ist, dass es für die singende Person oft egal ist, ob sie die Töne richtig trifft. Hier zählt meist nur die Freude, einfach zu singen, zu trällern, zu jodeln, zu jauchzen, zu grölen, zu summen oder zu pfeifen. Was trägt dazu bei, dass Sie es gerne tun? Oder was hält Sie davon ab, lauthals beim Duschen oder Kochen zu singen? Scham? Dagegen ist so manches Kraut gewachsen, wenn Sie wirklich singen möchten. Aber: Nicht jeder Mensch drückt Freude und Wohlbefinden über Gesang aus oder findet Singen genussvoll und so darf es auch bleiben!

Dass stimmlicher Aktionismus nicht immer zur Begeisterung der Mitmenschen beitragt, sollte jedoch keinen von dieser Wonne abhalten. Mitmenschen können ja zum Gegenangriff starten und dabei selbst Genuss entdecken. Sie können auf andere akustische Aktivitäten zurückgreifen, sich Kopfhörer aufsetzen und den passiven Genuss von Klängen, Musik, Gesang oder Naturgeräuschen erleben.

In der Nase verliert der erhobene Zeigefinger an Bedeutung.
[Art van Rheyn, niederrheinischer Dichter und Aphoristiker]

Riechen

Riechzellen beginnen bereits in der Nasenschleimhaut damit, komplexe Dufteindrücke zu verarbeiten. Es sind mehr als zehn Millionen hochgradig spezialisierte Duftsensoren, die mit ihren Fortsätzen antennenartig in die Nasenhöhle ragen und dort tausende verschiedener Geruchsmoleküle identifizieren und unterscheiden können. Riechen steht in engem Zusammenhang mit Schmecken. Fast 80 Prozent unseres Geschmacks wird über die Nase geliefert, so nehmen wir Aromen über die Riechzellen wahr. Wenn die Schleimhäute der Nase angeschwollen sind, bei Schnupfen oder Allergien, fallen diese Aromen aus und übrig bleiben die vier Geschmacksqualitäten süß, salzig, sauer und bitter – manchmal sogar nicht einmal mehr diese.

Jean Jacques Rousseau sagte, dass der Geruchssinn unser Imaginationssinn sei und das Gehirn ständig in Aufruhr bringe. Dieser Sinn ist eher intuitiv als logisch und steht in direktem Kontakt mit dem Gehirn. Wie kein anderer Sinn verschafft er uns Zugang zu unserer Vergangenheit. Explosionsartig, klar und in allen Einzelheiten werden Erinnerungen hervorgerufen. Wissenschaftliche Untersuchungen mit Trigger-Gerüchen konnten belegen, dass jeder Duft, ist er emotional besetzt, längst vergessene Informationen wachrufen kann. Diese Erinnerungen lösen dann wiederum weitere aus, und wie in einer Kettenreaktion wird lange Verborgenes an die Oberfläche geholt. Ebenso aber vermag ein Geruch einfach nur ein plötzliches, angenehmes Gefühl zu bewirken, ohne dass wir einen Grund oder eine Erinnerung damit verbinden.

Nicht nur, dass es unser ältester Sinn ist, er ist auch sofort nach der Geburt aktiv. Säuglinge können ihre Mütter am Geruch erkennen sowie auch Mütter ihre Kinder auf diese Weise erkennen können, was wissenschaftlich bewiesen wurde. Sympathie hat auch viel mit Riechen zu tun. Abstoßende Gerüche treiben uns von einem unangenehm riechenden Menschen weg. Jedoch haben wir es den ekelerregenden Gerüchen zu danken, dass künstliche Wohldüfte in unseren Alltag eingekehrt sind. In Zeiten des 17. und 18. Jahrhunderts, wo auch der Roman von Süskind „Das Parfüm“ angesiedelt ist, wurden die Menschen aufgrund fehlender Hygienebedingungen und der Enge der Städte von üblen Gerüchen geplagt. In dieser Zeit begann die Parfümmanufaktur zu boomen.

Die Beschreibung verschiedener Parfümdüfte auf der Homepage des Unternehmens „Aus Liebe zum Duft“ (www.ausliebezumduft.de) lässt Verlangen nach diesen schon beim Lesen wach werden. Auch wenn man sich Düfte nicht geruchsmäßig vorstellen kann, schafft es zumindest die Poesie der Worte:

» *Und wie Seide umhüllt und wärmt uns der Geruch von Moschus. Zart, fein und – blühen unter dem Maulbeerbaum auch ein paar Maiglöckchen?*
Siesta unter einer alten Linde. Eindrücke von Zitronen und den Blüten des Orangenbaumes. Ein Jasminstrauch im Hintergrund dessen Blüten die transparente Unschuld symbolisieren.
Schmetterlinge tanzen in der Sonne und erinnern uns an längst erzählte Märchen. Sommereindrücke in den Maschen eines Schmetterlingsnetzes eingefangen. Das Aroma von blühenden Orangenbäumen liegt in der Luft.
... ein frisches, reines Wasser, mit Kopfnoten aus Aldehyden und Zitrone, eine Essenz, welche die Sünden der Nacht reinwascht und die Haut in einem neuen Glanz erstrahlen lässt.

... fühlt sich rein an, rein wie ein morgendliches Reinigungsritual nach einer aufregenden Nacht. Ein Loblied an die Schönheit des Körpers, an den Glanz des natürlichen Seins, jenseits der modischen Trends.
... ist eine frische Brise, die den uneingeschränkten Zugang zur gewaltigen Natur offenbart. Die Tiefen des Waldes, mit Noten von Birkenblättern, Zypressen, Galbanum und Pinie im Herzen. «

Originell finde ich auch die Idee, Parfüm mit Orten, Stimmungen und Zeitgeschehen zu beschreiben:

» *Sechs Düfte, sechs exotische Destinationen:*
London in den sechziger Jahren (Abbey Rose)
Ein Kaninchen-Bau (Whyte Rabitt)
Ein marokkanischer Nachtclub in drückender Sommerhitze (Genie in a Bottle)
Ein chinesischer Mandarin-Garten in der Dämmerung (Chen-XI)
Ein indischer Wald nach einem Regenguss (Hail Merri)
Die Gardenie und der Rosengarten, eine Geschichte aus der Kindheit (Pink Cat)
... Düfte sind nicht einfach „Standard" und definitiv nicht statisch – sie entwickeln und entfalten sich, antworten und reagieren auf Zeit, Ort und Träger. «

Sie werden schon bemerkt haben, dass Parfüms eine Leidenschaft von mir sind. Es zählt zu meinen Genussmomenten, jeden Morgen einen Duft, gewählt nach meiner „Riechstimmung", aufzutragen sowie diesen Duft in seiner Entwicklung durch das Fortschreiten des Tages hin und wieder zu erschnuppern. Watson widerspricht in „Duft der Verführung" der Behauptung, dass Parfüms nur benutzt werden, um für andere (sexuell) attraktiv zu sein, indem er anführt, dass die überwältigende Mehrheit von Frauen angibt, Parfüms zu benutzen, weil sie sich damit gut fühlen. Das ergibt auch mehr Sinn als die Signalfunktion, da bisher viel zu wenig Bedeutung auf die Zeremonie, das Ritual des Einparfümierens gelegt wurde. Denn auch das Riechen des eigenen Parfüms ruft angenehme Gefühle hervor.

Aber nicht jeder zieht Parfümgeruch den puren Körperdüften vor. Diese Thematik behandelt Ingelore Ebberfeld im Buch „Körperdüfte. Erotische Geruchserinnerungen". Eine junge Frau beschreibt darin den natürlichen Hautduft ihres Freundes „... finde ich es wunderbar, an der Haut meines Freundes einfach nur zu riechen, besonders am Oberkörper. (...) schwankend zwischen süßlich, herb, nach Gras, Nelken oder auch natürlich nach Schweiß riechend, verbunden mit Wärme, ist unbeschreiblich schön" (S. 105).

Für sie gehört das Erriechen des Körpers vom Partner genauso dazu, wie das Ertasten oder Betrachten.

Eine andere Person schwärmt vom Duft von Sonnenhaut, einer Mischung aus Sonnenmilch und Schweißgeruch. Viele der natürlichen Gerüche haben von sich aus etwas sehr Stimulierendes und auch Erotisches an sich, wie zum Beispiel:

- Frühlingsduft,
- Heu- und Wiesenduft,
- Meeresduft,
- Tabak,
- Leder,
- Mango,
- Brombeere,
- Melone,
- Apfel,
- Honig,

- Vanille,
- Zimt,
- Zitrone,
- Mandarine und
- viele andere.

Gehen Sie in Ihr Geruchsgedächtnis und überlegen Sie, welche dieser Gerüche Sie mögen! Rufen solche Duftnoten bei Ihnen Gefühle hervor? Wenn ja, welche? Sind diese Gefühle auch begleitet von Bildern, die Sie vor Ihrem inneren Auge sehen können? Wenn es angenehme Gefühle oder Erinnerungen sind, so verweilen Sie dabei und genießen diese Fantasiereise. Kommen unangenehme Gedanken auf, fordern Sie diese auf zu „verduften". Sie können dann zu einem anderen Geruch übergehen oder eine kleine Verschnaufpause machen.

Werden Düfte unter bestimmten Umständen wahrgenommen, so können sie Impulscharakter annehmen. Waren emotional sehr tiefgehende Ereignisse mit einem Geruch verbunden, so kann der Geruch zum Inbegriff der Handlung werden. Marcel Proust beschreibt dieses Phänomen in seinem Werk „Auf der Suche nach der verlorenen Zeit" im ersten Band „Unterwegs zu Swan". Prousts Romanfigur verbrachte die Sommer der Kindheit bei einer geliebten Großtante im ländlichen Combray. Viele Jahre später rief eine Geschmack-Geruchs-Kombination eine Gefühlsaufwallung des „Ich-Erzählers" hervor, als er entgegen seiner Gewohnheiten an einem kalten Wintertag Madeleine in Lindenblütentee getunkt zu sich nahm:

» *… führte ich, ohne mir etwas dabei zu denken, doch bedrückt über den trüben Tag und die Aussicht auf einen traurigen Morgen, einen Löffel Tee mit einem aufgeweichten kleinen Stück Madeleine darin an die Lippen. In der Sekunde nun, als dieser mit Gebäckkrümeln gemischte Schluck Tee meinen Gaumen berührte, zuckte ich zusammen und war wie gebannt durch etwas Ungewöhnliches,* *das sich in mir vollzog. Ein unerhörtes Glücksgefühl, das ganz für sich alleine bestand und dessen Grund mir unbekannt blieb, hatte mich durchströmt. Es hat mit einem Schlag, wie die Liebe, die Wechselfälle des Lebens gleichgültig werden lassen, seine Katastrophen ungefährlich, seine Kürze imaginär, und es erfüllt mich mit einer köstlichen Essenz; oder vielmehr: diese Essenz war nicht in mir, ich war sie selbst. Ich hatte aufgehört, mich mittelmäßig, zufallsbedingt, sterblich zu fühlen. Woher strömte diese mächtige Freude mir zu? Ich fühlte, dass sie mit dem Geschmacks des Tees und des Kuchens in Verbindung stand, das aber weit darüber hinausging und von ganz anderer Wesensart sein musste. Woher kam sie mir? (...) Und wieder beginne ich mich zu fragen, was das für ein unbekannter Zustand sein mochte, der keinen logischen Beweis, wohl aber die Evidenz seines Glücks mit sich führte (...) Und mit einem Mal war die Erinnerung da. Der Geschmack war der jenes kleinen Stücks einer Madeleine, das mir am Sonntagmorgen, meine Tante Leonie anbot, nachdem sie es in ihren schwarzen oder Lindenblütentee getaucht hatte (S. 67–70, 2008).* «

Dieses Phänomen ist unter der Bezeichnung Madeleine-Effekt bekannt.

Rezept für 25 Stück Madeleines

190 g	*Zucker*
3	*Eier*
75 ml	*Milch*
240 g	*Mehl*
½ TL	*Backpulver (etwa 6 g)*
90 g	*Butter*

Buttervanille-Aroma oder Zitronenaroma

Zucker, Vanille- oder Zitronenaroma und die Hälfte der Milch mit den ganzen Eiern mischen und so lange schlagen, bis die Mischung schaumig ist.
Gesiebtes Mehl und Backpulver vermischen und langsam dazu geben. Dabei immer rühren. Restliche Milch hinzufügen. Die warme, geschmolzene Butter unterrühren. In die Madeleineförmchen (Muffinformen) füllen. Einige Minuten ruhen lassen. Auf der unteren Schiene des Backofens ca. 15 Min. bei 200 bis 220 Grad backen.
Nach dem Backen sofort aus der Form stürzen und auf einem Gitter auskühlen lassen. Madeleines lassen sich gut mehrere Tage in einer Dose aufbewahren.

Haben Sie selbst auch schon ähnliche Gefühlsfeuerwerke bei Dufterlebnissen verspürt? Sinnieren Sie darüber, ich denke, dass Sie sehr wohl „Gefühlsexplosionen“ bei sich entdecken werden, auch wenn Sie diese nicht in so lyrische Worte fassen wie Proust.

Nun lade ich Sie zu einem Duftexperiment ein, um Ihren Geruchssinn in der Realität zum genussvollen Einsatz zu bringen. Richten Sie sich eine Orange, einen Teller und ein Messer her und lassen Sie sich damit an einem angenehmen Platz nieder. Falls Sie Orangengeruch nicht mögen, nehmen Sie ein Obst Ihrer Wahl.

Nehmen Sie die Orange in Ihre Hände, schließen Sie die Augen und nehmen Sie Ihre Atmung bewusst wahr. Rümpfen Sie die Nase leicht und entspannen Sie die Nasenflügel dann wieder. Versuchen Sie zu spüren, wie die Atemluft an der Innenseite der Nasenflügel kühl und zart vorbeistreicht und beim Ausatmen erwärmt wieder entströmt. Beobachten Sie diesen Rhythmus einige Atemzüge lang, um dann die Orange zu Ihrer Nase zu führen und eine Nase voll Duft aufzunehmen. Nur eine Nase voll, nicht mehr, denn weniger ist, laut einer der Genussregeln, mehr. Dann versuchen Sie dem Duft nachzuspüren! Hat er genug Spuren hinterlassen, dass Sie ihn noch länger spüren können? Wiederholen Sie den Vorgang nochmals! Entdecken Sie Unterschiede zum ersten Mal?

Nun erschnuppern Sie, ob sich in der Intensität des Duftes etwas ändert, wenn Sie das Duftobjekt ganz nah zur Nase führen und dann langsam davon entfernen. Gibt es eine Entfernung, in der Sie die Duftintensität als besonders angenehm empfinden?

Vertiefen Sie sich in den Duft, atmen Sie ihn ein und beobachten Sie, wann eine Sättigung eintritt. Dann vergönnen Sie sich und Ihrer Nase wieder eine Pause.

Sie können zu diesem Zeitpunkt die Orange teilen und nun an der Innenseite der Frucht das Duftexperiment wiederholen. Bei anderen Obstsorten, Kräutern oder sonstigen natürlichen Duftobjekten kann man diese vielleicht schälen, zerreiben oder zerdrücken, um an den inneren Duft zu gelangen. Auch die Temperatur verändert die Duftnuancen. Warmes riecht intensiver als Kaltes.

Vergönnen Sie sich dieses Geruchserlebnis und schwelgen Sie darin, solange es Ihnen angenehm ist.

Woher kennen Sie diesen Duft? Gibt es einen Duft, der diesem sehr ähnlich ist? Versuchen Sie, diesen Duft mit Farben in Verbindung zu bringen! Welche sind es?

Verbinden Sie einen Geschmack oder eine Speise mit dem Duft? Oder fällt Ihnen dazu ein Musikstück, ein Instrument oder ein Naturgeräusch ein, das besonders zu dem Duft passt? Sie dürfen sich auch an Formulierungen gemäß der Schreibweise von Proust versuchen und Worte für diesen Duft suchen.

Lässt der Duft vielleicht auch Erinnerungen an Ereignisse, Orte, Gebäude, Jahreszeiten, Tageszeiten, Landschaften, Menschen, Tiere oder anderem wach werden? Wenn es für Sie angenehm ist, tauchen Sie in diese Erinnerungen ein und lassen Sie sich ein Weilchen darin treiben. Sind Sie hingegen zu keiner Reise in die Vergangenheit in Stimmung, überlegen Sie sich in der Gegenwart Folgendes:

Wäre der Duft ein Gebäude, welches wäre er?

Wäre der Duft eine Landschaft, wie sähe diese aus?

Zu welcher Jahreszeit passt er?

Zu welcher Tageszeit passt der Duft am besten?

Wäre der Duft eine Statue oder eine Skulptur, wie sähe diese aus?

Wäre der Duft ein Bild, wie würde es aussehen?

Haben Sie vielleicht Lust, diese Skulptur oder das Bild zeichnerisch umsetzen?

Die nächste Zeit verbringen Sie am besten schnüffelnd. Sie dürfen natürlich weiter auf Ihren zwei Beinen bleiben und müssen dazu nicht auf allen Vieren durchs Leben gehen, aber Sie sollen Ihren Alltag, Ihre Wohnung, Ihre Umgebung, Ihren Arbeitsplatz und Ihre täglichen Tätigkeiten achtsam erriechen. Nicht willentlich und automatisiert tun wir es ja sowieso immer. Oder riechen Sie nie an Ihrer Schale Tee oder Kaffee, wenn Sie diese für den ersten Schluck an Ihre Lippen führen?

Wie riecht Ihr Badezimmer, Ihr Wohnzimmer oder Ihre Küche? Ist das zu jeder Tageszeit gleich? Wie riechen Ihre Zahnpaste, Ihre Seife, Ihr Duschbad und Ihre anderen Kosmetikprodukte?

Wie riecht der frühe Morgen, wenn Sie das Haus verlassen? Ist das zu allen Jahreszeiten gleich?

Wie riecht ein Schulhaus?

Wie riecht Ihr Kind?

Wie riecht Ihr Partner oder Ihre Partnerin?

Wie riecht Ihr Haustier?

Wie riecht das heutige Mittagessen?

Wie riecht der Nachmittag?

Wie riecht es nach einem Regenguss?

Welchen Geruch bringt der Wind heute?

Wie riecht der Innenraum Ihres Autos?

Wie riecht ein Fitnessraum?

Wie riecht es in den Wohnräumen Ihres Freundes- und Verwandtenkreises?

Wie nehmen Sie den Duft Ihres Zuhauses nach längerer Abwesenheit wahr?

Wie riecht das frisch überzogene Bett beim Hineinlegen nach einem anstrengenden Tag?

Wissen Sie, wo in Wien Olivenbäume im Frühjahr mit ihrem süßen, schweren Blütenduft Spaziergänger wie Vorbeieilende betören?

Unvermeidlich werden Ihnen bei Ihrer Riech-Erfahrung auch widerwärtige Gerüche die Nase beleidigen. Die ungenehmen Gerüche werden Ihnen aber helfen, die angenehmen umso bewusster wahrzunehmen. Auch motiviert Gestank den Menschen, aktiv Widerstand zu leisten, indem er sich Wohlgerüche schafft.

So kann z.B. eine kleine Schnupperrunde durch eine Parfümerie, aus der uns ein wohl duftender Papierstreifen, versehen mit einem wohl klingenden Parfümnamen, nach Hause begleitet, Wunder wirken. Hieran schnuppern wir dann nach einer Zeit nochmals, ob uns der Duft auch wirklich zusagt. Da unser Duftsinn in der Regel nach vier hintereinander achtsam aufgenommenen Düften erschöpft ist, können wir an einem anderen Tag nochmals nachschnuppern gehen und einen Spritzer des Parfüms direkt auf unsere Haut geben und dort wirken lassen.

Von einem Spaziergang oder Rundgang durch den Garten oder Markt können uns der Jahreszeit entsprechende Blumen, Äste, Gräser, Obstsorten oder Kräuter in unsere häusliche Umgebung folgen und dort ihre Aufgabe, Wohlgeruch zu verströmen, aufnehmen.

Ätherische Öle und Duftkerzen und andere Duftobjekte stellen weitere Möglichkeiten dar, unsere Riechzellen positiv zu stimulieren. Manchmal schafft das auch schon der einfache Vorgang, die Wohnung so richtig durchzulüften.

Der Gedanke an den Geruch einer frisch gelüfteten und geputzten Wohnung ruft Kindheitserinnerungen in mir wach. Wir hatten einen Parkettboden, der mit Bohnerwachs eingelassen werden musste. Ich mag diesen Geruch bis heute sehr gerne, bekomme ihn aber leider kaum mehr zu riechen. Wenn ich damals nachmittags nach Hause gekommen bin und es duftete nach frisch gelüfteter, geputzter Wohnung und nach Bohnerwachs, fragte ich meine Mutter immer: „Kommt jemand zu Besuch?"

Warum, fragen Sie sich? Weil meine Mutter den Anlass eines Besuchs häufig dazu nutzte, um sich zu motivieren, den Wohnungsputz zu machen und den Boden zu pflegen. Ich lasse Sie jetzt darüber im Unklaren, ob wir oft Besuch hatten oder eher eine verdreckte Wohnung. In jedem Fall ist es ein wohliges Gefühl und es sind angenehme Erinnerungen, die dieser Bohnerwachsgeruch bei mir hervorruft. Hänge ich ihm länger nach, tauchen plötzlich noch viele weitere Kindheitserinnerungen auf und hüllen mich in ein Wohlbefinden der Vergangenheit, und die aufkeimende Sehnsucht aktiviert mich dazu, mir nun im Hier und Jetzt Genussmomente zu schaffen.

Essen ist ein Bedürfnis, genießen ist eine Kunst.
[RocheFrançois VI. Duc de La Rochefoucauld,
französischer Offizier, Diplomat und Schriftsteller]

Schmecken

Wie im Kapitel über das Riechen bereits angeführt, stehen Schmecken und Riechen in engem Zusammenhang, da fast 80 % der Information von Geschmack über die Nase geliefert wird. Über den Rachen gelangen kleine Partikel der Nahrung von hinten in die Nase und aktivieren dort die Riechrezeptoren. Zwar wird „gnatschen", „schmatzen" oder auch nur mit offenem Mund zu essen als sittenwidrig gesehen, aber all das trägt zu einem tollen Geschmackserleben bei. Die Nahrungsteilchen können dadurch besser zu den Riechzellen der Nase gelangen und somit nicht nur geschmeckt, sondern auch gerochen werden. Lassen Sie sich deshalb diese Genussvariante, zumindest bei Abwesenheit von potentiellen Zuhörern und nun beim Erforschen des Geschmackssinnes, nicht entgehen!

Auch Schmecken und Tasten haben eine Verbindung, da wir mit dem Mund die Konsistenzen von Speisen wahrnehmen. Die Konsistenz trägt auch dazu bei, ob uns etwas schmeckt oder nicht.

Ich beginne im Folgenden mit dem geschmackszentrierten Wahrnehmen, um dann über die Konsistenz von Speisen im nächsten Abschnitt zum Tastsinn überzugehen.

Unsere Zunge ist von Geschmacksrezeptoren besiedelt, diese sind ähnlich den Bewohnern einer Stadt. So gibt es auf unserer Zunge verschiedene Bezirke, in denen die vier Geschmacksqualitäten leben. Man zählt auch noch eine weitere Geschmacksqualität hinzu, welche den Fleischgeschmack ausmacht und als umami bezeichnet wird. Umami ist ein japanisches Wort und bedeutet in etwa „Wohlgeschmack", „fleischig" oder „herzhaft". Es handelt sich dabei um eine Geschmacksqualität, die Spargel, Tomaten, Fleisch und reifer Käse gemeinsam haben, die aber weder als salzig noch als süß, bitter oder sauer beschrieben werden kann. Diese Geschmackskomponente wird durch Glutamat beigesteuert, welches in natürlicher Form auch Bestandteil vieler Nahrungsmittel, unter anderem auch der menschlichen Muttermilch, ist. Es wird angenommen, dass der angenehme Umami-Geschmack der Aufnahme von Proteinen dienlich sein soll.

Nahrungsmittel die „umami" schmecken, sind etwa Parmesankäse, Lasagne, Bouillon, Sardinen, Makrelen, Thunfisch, Tang, grüner Tee, Fische wie der Bonito und die Meerbrassen, Pilze wie Shiitake und Matsutake, Spargel, Zubereitungen aus Algen und das klassische Hausmittel bei Grippe und anderen Beschwerden: die Hühnersuppe.

In der Ayurveda-Ernährungslehre wird auch noch fett als Geschmacksrichtung angeführt. Fett trägt allerdings aus Sicht der Ernährungspsychologie dazu bei, den Geschmack verschiedener Produkte in seiner Gesamtheit zu intensivieren und wird nicht als eigene Qualität angeführt. Darauf gehe ich beim Zungenstadtplan nun nicht weiter ein. Der süße Bezirk liegt stolz auf der Zungespitze, um dort auch hin und wieder, vorrangig bei Kindern, in einer nicht gerade süßen Geste nach vorne zu schnellen. Die Vorliebe für süße Nahrung hat auch zum Fortbestehen des Menschen beigetragen, da Süße signalisiert, dass die Speise viele Kohlenhydrate enthält, wodurch uns Energie zugeführt wird. Die beiden seitlichen Randbezirke nennen sich „Sauer" und die Bewohner sind sehr aufständisch. Sie vermitteln uns beim Verzehr saurer Lebensmittel das Gefühl, unsere Zungenränder ziehen sich zusammen und stemmen sich gegen den Gaumen, um Widerstand zu leisten. Wobei wir diesen Vorgang nicht unbedingt lustig finden, denn das Sprichwort „Sauer macht lustig" bringt zum Ausdruck, dass saure Speisen den Appetit fördern, sie machen „gelüstig" auf Speisen, da die

Urform von ca. 1700 „Sauer macht Appetit“ ausdrückt. Die salzigen Bewohner sind sehr selbstbewusst und lassen sich nicht in einen Bezirk drängen. Sie sind auf der gesamten Zunge verteilt und schaffen es hin und wieder, alle anderen Bezirksbewohner zu dominieren. Auch wenn es angeblich ein Hinweis auf die Verliebtheit der kochenden Person sein soll, rufen zu stark gesalzene Speisen beim Esser alles andere als Gefühle der Zuneigung hervor. Nahe am Abgrund zum Meer des Verdauens liegt hinten am Zungengrund die Geschmacksqualität bitter. So entfalten Weinsorten, Mandeln oder Marzipan beim Abgang ihr volles Aroma. Die Abneigung vieler Menschen gegenüber sehr bitteren Speisen soll ein Erbe aus unserer Frühzeit sein und unser Überleben gesichert haben, da giftige Pflanzen meist sehr bitter schmecken.

Amerikanische Forscher entdeckten, dass Babys, die bitter schmeckende Milch bekamen, eine Vorliebe für bittere Sachen entwickeln konnten, was nur bei Versorgung mit Muttermilch nicht der Fall sein soll.

Israelische Forscher stellten jedoch auch fest, dass die Individualität von Geschmack genetisch bedingt ist. Leider verkümmert unser Geschmack im Laufe des Lebens, da die Zahl der Geschmacksknospen abnimmt. „Geschmacksfaulheit“ – ein Verlernen des Schmeckens – kann aber auch dazu beitragen. Diese entsteht, wenn die täglichen Speisen künstlich aromatisiert sind. Umso wichtiger ist es in der heutigen Zeit, den Geschmack wieder zu schulen und zu trainieren.

Geschmacksqualitäten:

Nahrungsmittel	süß	bitter	sauer	salzig
Chicoree		x		
Chinakohl	x	x		
Löwenzahn /Rucola		x		
Karotte	x			
Spargel	x	x		
Kohlrabi	x	x		
Kartoffel	x			
Sellerie	x	x		

Nahrungsmittel	süß	bitter	sauer	salzig
Zwiebel		x		
Kürbiskerne	x	x		
Ananas	x		x	
Apfel	x		x	
Marille	x		x	
Banane	x			
Mandarine	x		x	
Orange	x		x	
Rhabarber		x	x	
Wassermelone	x			
Weintrauben	x		x	
Pistazien	x	x	x	
Sardinen	x			x
Krabben				x
Miesmuscheln				x
Tintenfisch	x			x
Algen				x
Miso				x
Sojasoße				x
Sojaöl	x			
Huhn, Truthahn	x			
Leber Huhn	x			
Leber Schwein	x	x		
Schwein	x			x
Ei (Huhn)	x			
Joghurt, Käse	x		x	
Kaffee	x	x		
Schwarzer Tee	x	x		
Kamillentee	x	x		
Löwenzahntee	x	x		x
Zimt		x		

Geschmacksqualitäten – ein Auszug von Nahrungsmitteln als Anregung

Für alle folgenden Wahrnehmungsexperimente suchen Sie sich wieder ein angenehmes Plätzchen. Falls es Ihnen ansprechender erscheint, zu zweit oder mit mehreren Personen diesen Sinn zu erforschen, ist dies natürlich auch möglich und trägt zur gegenseitigen Inspiration bei.

Geschmackszentriertes Wahrnehmen

Richten Sie sich ein Stück Schokolade (ca. 4 × 2 cm) her oder eine andere süße Speise, deren Geschmack Sie gerne mögen, in einer Größe, die Sie gut zwischen den Fingern halten können. Setzen Sie sich nun entspannt hin, wenn Sie möchten schließen Sie die Augen und richten Sie Ihre Aufmerksamkeit auf Ihren Körper. Versuchen Sie so richtig schwer auf Ihrem Stuhl aufzusitzen und alle Spannung aus Ihrem Körper fließen zu lassen. Es geht darum, einfach mal nur so da sitzen, in Ruhe und ganz entspannt. Dann lenken Sie Ihre Aufmerksamkeit gemächlich zum Inneren Ihres Mundes und zur Zunge.

Führen Sie das Stück Süßigkeit knapp vor Ihre Lippen und lassen Sie nun die Zungenspitze auf Entdeckungsreise gehen. Tasten Sie das Stück ab und erspüren Sie es. Nehmen Sie schon den Geschmack wahr? Wird er deutlicher, wenn Sie stärker schlecken? Halten Sie es noch aus, das Stück nicht gleich in den Mund zu stecken? Wenn Sie dieses Durchhaltevermögen aufbringen können, lecken und schlecken Sie an dem Stück der Süßigkeit herum, kreuz, quer, runter, rauf, drüber, drunter. Verweilen Sie dazwischen an besonders interessanten Stellen. Spüren Sie Geschmacksnuancen in allen Winkeln, Rillen und Ecken Ihrer süßen Köstlichkeit auf. Schmecken Sie nach Unterschieden in der Süße! Spüren Sie schon Vorfreude darauf, es bald ganz in den Mund zu stecken? Oder hat die Lust Sie bereits übermannt und das süße Etwas ist schon in Ihrem Mund gelandet? Wenn Sie die Vorfreude nun genug ausgekostet haben, lassen Sie das süße Stück endgültig in Ihren Mund und auf die Zunge gleiten. Je nach Bedürfnis lassen Sie es nun auf der Zunge zerschmelzen oder zerdrücken Sie es mit der Zunge und zerkauen es langsam. Essen Sie es auf jeden Fall langsam und spüren Sie dem süßen Geschmack nach, wie er dann langsam den Mund wieder verlässt und noch ein Hauch Sehnsucht zurückbleibt.

Falls Sie sich für Schokolade entschieden haben, überlegen Sie, ob es Sorten, Arten oder Formen davon gibt, die Sie besonders mögen. Zerfließen diese wohlschmeckender als andere auf der Zunge? Ist es der besondere Geschmack? Was ist es, das Ihre Lieblingsschokolade zu einer solchen macht? Vielleicht werden auch Erinnerungen wachgerufen, wie bei Proust?

Ich habe entdeckt, dass ich, ähnlich wie beim Parfümduft, Abwechslung im Schokoladegeschmack brauche. Zurzeit ist mein Favorit eine dunkle Erdbeer-Pfeffer-Schokolade. Hier breche ich zärtlich ein Rechteck einer Rippe ab und bette es, mit der abgerundeten Seite nach oben, direkt auf meine Zunge, dort wo die Vertiefung ist. Dann drücke ich das Schokoladenstück mit der Zunge sanft gegen den Gaumen. Es schmiegt sich nämlich aufgrund seiner Form und Größe genau in diesen kleinen Hohlraum zwischen Zunge und Gaumen. Langsam beginnt es zu schmelzen und kleidet den Mund mit seiner köstlichen, nach Kakao schmeckenden Süße aus. Dieses Geschmackserleben steigt hinauf zur Nase und bildet eine Spur süßlichbitteren Schokoladegeruchs, bald gefolgt vom Duft und Geschmack der winzig kleinen Erdbeerstückchen, die in die Kakaomasse eingebettet sind. Die Zunge erforscht nun die kleinen rauen Erdbeerhügel. Wie Sternenspritzer taucht hin und wieder der Erdbeergeschmack zwischen dem herbsüßen Geschmack der Schokolade, gepaart mit einer kaum wahrnehmbaren angenehmen Schärfe, auf. Ist die Schokolade dann fast zerschmolzen, bleiben die kleinen Erdbeerkrümel auf der Zunge zurück und werden mit leicht geöffnetem Mund von mir zerkaut, um den Geschmack und Geruch von Erdbeeren möglichst auszukosten und auch noch einen Nachhall davon zu bewahren.

Sie haben wahrscheinlich bemerkt, dass ich hier bereits die Konsistenz beschrieben habe. Beim Trainieren und Sensibilisieren des Geschmackssinns ist es zwar sinnvoll, sich Geschmack und Konsistenz getrennt zu Gemüte zu führen, bei Ihren täglichen Genussmomenten müssen Sie das allerdings nicht tun. Sie sollen nur achtsam Geschmack, Konsistenz und ein Zusammenspiel der beiden wahrnehmen, um Ihr Genusserleben zu intensivieren.

Möchten Sie den himmlisch süßen Geschmack noch nachwirken lassen und dabei vielleicht in Erinnerungen schwelgen? Was ist Ihr Bedürfnis? Erfüllen Sie es sich!

Sie können einfach pausieren oder dem Geschmackssinn für heute Ruhe gönnen und das Training beenden.

Wenn Ihnen Süßes nicht so liegt, können Sie zur bitteren Geschmacksqualität übergehen. Führen Sie diese Übung mit Bitterem durch. Auch eine Mischung aus bitter und süß, wie Bitterschokolade oder Mandeln, eignet sich. Schwarztee, Grüntee und Kaffee enthalten ebenfalls Bitterstoffe und auch Marzipan eignet sich hierfür. Ich habe jedoch die Erfahrung gemacht, dass sich bei Marzipan Geschmäcker so stark wie selten bei anderen Speisen unterscheiden. Wie es scheint, liebt man Marzipan oder man hasst es. Sollten Sie es hassen, nehmen Sie etwas anderes Bitteres. Das Interessante bei bitter ist, dass es den Geschmack im Zuge des Hinunterschluckens voll entfaltet und bitterer Geschmack sehr deutlich nachklingt.

Ich persönlich kann Marzipan nicht nur zergehen lassen, sondern muss es auch beißen und den Marzipanbrei dann noch im Mund verweilen lassen, um den Geschmack zur vollen Entfaltung zu bringen.

Experimentieren Sie für sich mit bitterem Essen und bitteren Getränken, um diese Qualität in allen Feinheiten kennen zu lernen.

Sauer zu erforschen unterscheidet sich von süß oder bitter durch die viel kürzere Verweildauer im Mund. Sie können sich entweder ein paar Tropfen Zitronensaft auf die Zunge träufeln, um zu beobachten, wie Ihr Geschmackssinn darauf regiert, oder auch mutig ein kleines Stück Zitrone oder Grapefruit zuerst achtsam und sanft ablecken und dann vielleicht auch in den Mund stecken und zerkauen.

Statt auszuprobieren, können Sie aber vorerst auch nur überlegen, bei welchen Speisen oder Getränken Sie sauer mögen und warum es Ihnen zusagt. Beim nächsten Mal, wenn Sie in den Genuss eines sauren Gerichts kommen, nehmen Sie sich beim Genießen die Zeit, es zu erforschen.

Oft ist es auch die Kombination von sauer mit süß, die begeistert. Mich hat kürzlich ein Gericht in seinem Bann gezogen: Es waren Basilikum-Zitronen-Nudeln mit Tiefseegarnelen. Die Mischung aus süß und sauer entfaltete sich beim Kauen und danach blieb ein angenehmer Hauch Zitronengeschmack zurück. Die Garnelenstückchen rundeten mit ihrem klaren Geschmack und ihrer knackigen, aber trotzdem weichen Konsistenz diese Herrlichkeit ab.

Nachdem salzig forsch und unbekümmert die ganze Zunge besetzt, probieren Sie es nur dann aus, wenn Sie auch wirklich Gusto darauf haben. Oder Sie achten einfach einmal darauf, wenn Sie Salzstangerln, Erdnüsse oder andere Knabbersachen essen, wie rasant der Salzgeschmack den gesamten Mundraum einnimmt. Eine gute Salatmarinade entsteht aus dem richtigen Verhältnis von salzig, süß, sauer und entsprechenden Gewürzen, sowie gutem Öl. Bei Salzgebäck, Knabbereien oder Chips macht oft die Mischung aus pikant, salzig und eine besondere Konsistenz das Genusserlebnis aus.

Die Konsistenz von Speisen und Getränken

Im therapeutischen Genusstraining erkundet man folgende Konsistenzen:

- weich,
- hart,
- trocken und
- saftig.

Da der Genuss nicht durch das angeleitete Trainieren geschmälert werden soll, empfehle ich, die Konsistenzen nicht hintereinander abzuarbeiten, sondern dazwischen Pausen einzulegen oder auf verschiedene Tage aufzuteilen. Beginnen Sie mit jener Konsistenz, die Ihnen am meisten zusagt. Oder mit einem Nahrungsmittel, worauf Sie gerade Lust haben. Überlegen Sie davor, welche Konsistenz bei diesem dominant ist und fühlen Sie dieser dann nach.

Die Forschungsstrategie für weich ist ideal mit einer Banane durchführbar. Weicher Käse, Tofu, größere Rosinen, Feigen, Mangos, Avocados oder Marillen eigenen sich ebenfalls dafür. Oder lassen Sie sich selbst etwas essbares Weiches einfallen und ersetzen Sie dann den Begriff Banane mit Ihrer eigenen Köstlichkeit. Richten Sie sich auch ein Messer, eine Serviette und einen Teller her.

Suchen Sie sich eine besonders schöne Banane aus. Das leuchtende Gelb erinnert an Sonnenschein! Riecht eine Banane, wenn sie noch in der Schale ist? Wäre sie auch schön anzusehen, wenn sie gerade statt krumm wäre? An welchem Ende finden Sie es genussvoller, eine Banane aufzumachen? Ich mag es, wenn ich die Frucht am Stengelansatz so richtig aufknacken und die einzelnen Bahnen bedächtig abziehen kann. Hier wird auch der Tastsinn angesprochen, da das Schälen in den Fingerspitzen fühlbar ist. Jeder Reifegrad fühlt sich zudem anders an.

Entfalten Sie nun langsam und bedächtig die einzelnen Bahnen der Schale. Sehen Sie schon die sanft abgerundete Spitze der blassgelben Frucht? Nun lassen Sie Ihre Lippen leicht die Bananenspitze erkunden! Wie fühlt sie sich an? Schürzen Sie nun Ihre Lippen, umfassen Sie die Spitze der Banane leicht und entdecken Sie mit der Innenseite der Lippen, wie sich die Frucht anfühlt. Machen Sie dann eine Pause, um den Spuren, die die Banane auf der Außenseite und Innenseite ihrer Lippen hinterlassen hat, nachzuspüren.

Nun lassen Sie Ihre Zunge die Entdeckungsreise fortsetzen und lecken Sie an der Banane. Fühlt sie sich rau, glatt, kühl oder warm an?

Brechen Sie ein kleines Stück von der Banane ab und fahren Sie mit der Zunge über die Fläche des Bruchs. Spüren Sie die feinen Fasern? Wenn Sie mit der Zunge Druck ausüben, glättet sich die Fläche und Sie können die geglätteten Unebenheiten spüren. Nehmen Sie nun das Messer und schneiden Sie die Bruchfläche ab. Die neu entstandene, glatte Fläche unterziehen Sie wieder einer Erkundung. Wie ist es, wenn die Zunge über diese fast spiegelglatte Fläche gleitet? Benutzen Sie Lippen, Zunge und Atemluft, um die Bananenkonsistenz dieses Stückchens zu fühlen. Lassen Sie Ihrer Fantasie dabei freien Lauf!

Halten Sie das Bananenstück zwischen Ihren Zähnen und fühlen Sie vorsichtig, wie weich es ist. Wie stark ist Widerstand zu spüren, wenn Sie die Zähne leicht in das Fruchtfleisch graben?

Nun umschließen Sie es mit den Lippen und saugen daran, um dann ein Stück davon mit einem achtsamen Biss in die Mundhöhle gleiten zu lassen, um es in die Wölbung in der Mitte der Zunge aufzunehmen und dort ruhen zu lassen. Spüren Sie, wie es mit seinem Gewicht und seiner Form nun auf Ihrer Zunge liegt? Wie fühlt sich Ihre Zunge an, wenn das Bananenstück darauf gebettet ist? An welchen Stellen der Zunge nehmen Sie den Geschmack wahr? Versuchen Sie das Fruchtstück nun zu lutschen und mit Zunge und Gaumen liebevoll zu drücken. Wird es glatt, rutschig, pelzig, rau? Wie spürt es sich an? Ertasten auch Ihre Wangeninnenseiten etwas? Schieben Sie es dazu bedächtig zwischen den beiden Wangentaschen hin und her, um es jeweils kurz in der einen und der anderen verweilen zu lassen. Was spüren Sie auf der Außenseite Ihrer Zähne, wenn die Frucht daran anliegt oder vorbei gleitet? Bald ist es soweit und Sie können es zerbeißen. Dazu geben Sie dem Stück einen angenehmen Platz auf der Zunge, beginnen es vorerst mit dem Gaumen zu zerdrücken, um dann die Zähne zu Hilfe zu nehmen und in einem Ihnen angenehmen Kauvorgang die Konsistenz und den Geschmack achtsam und bewusst wahrzunehmen. Nachdem Sie das Stück geschluckt haben, fühlen Sie mit Wangen, Zunge, Gaumen und Zähnen, welche verschiedenen Eindrücke das Obststück hinterlassen hat.

Bevor Sie den Rest Ihrer Banane verspeisen, überlegen Sie, wie Sie Bananen am liebsten mögen. Welchen Reifegrad Sie mögen, ob komplett geschält oder zur Hälfte in der Schale, vielleicht gar in kleine Stücke geschnitten – was sind Ihre Vorlieben? Und nun geben Sie sich dem Genuss der restlichen Banane so hin, wie Sie dieses Obst am liebsten mögen.

Diese Anleitung können Sie auch mit einem harten Nahrungsmittel durchführen. Als Anregung stelle ich einige harte Sachen vor: Nüsse aller Art, rohe Karotten, Parmesan, Kohlrabi, ... Bei harten Speisen kann es sehr genussvoll sein, die volle Aufmerksamkeit am Ende auf das herzhafte Zerbeißen oder Zermalmen zu legen. Wie fühlt sich das für Sie an?

Um eine trockene Konsistenz wahrzunehmen, muss der Ablauf ein rascher sein, da uns sonst unser Speichel ein Schnippchen schlägt und Trockenes durchweicht.

Zum Üben eignen sich Zwieback, Knäckebrot oder Knabbergebäck aller Art in mundgerecht großen Stücken. Sie können dabei so vorgehen, dass Sie das Trockene zuerst mit den Zähnen kurz anfühlen, um es dann auf die Zunge fallen zu lassen, kurz gegen den Gaumen zu drücken und in die Wangentaschen zu schieben, um es in seiner rauen, kratzigen Widerspenstigkeit und Starrheit wahrzunehmen. Schieben Sie es dann auf Ihre Backenzähne und halten Sie ganz kurz inne, um ihre Vorfreude auf das Zerbeißen zu spüren. Dann können Sie es genussvoll mit Ihren Zähnen zerkleinern, zerbeißen oder zermahlen.

Nun fehlt noch die saftige Konsistenz. Optimal eignen sich Mandarinen, um diese Konsistenz achtsam wahrzunehmen. Alternativen dazu sind Weintrauben, Wassermelonen, Kiwis, Orangen und Grapefruits.

Nehmen Sie nun eine Spalte oder ein Stückchen des bevorzugten Obstes. Ich lasse Sie nun beispielhaft mit einer Mandarinenspalte auf die saftige Entdeckungsreise gehen.

Führen Sie das Mandarinenstück an Ihre Lippen und erspüren Sie es mit der Lippenaußenseite und dann mit der Innenseite. Ist es glatt, kalt, trocken, feucht? Saugen sie vorsichtig daran und beobachten Sie, ob sich etwas verändert. Halten Sie die Spalte mit den Fingern fest und führen Sie diese zwischen Ihre Vorderzähne. Lassen Sie es noch nicht völlig in den Mund gleiten. Nun versuchen Sie mit der Lippe und der Zunge das Stückchen zu drücken, so dass es seinen köstlichen Saft freigibt, der sich dann in Ihrem Mundraum voll entfalten kann und in allen Winkeln seine Spuren hinterlässt. Saugen sie nun lustvoll diese Saftigkeit ein! Wenn Sie mögen, saugen und kauen

Sie geräuschvoll. Zelebrieren Sie diesen Akt für sich so genussvoll wie möglich.

Macht es nun einen Unterschied, wenn Sie ein weiteres Stückchen Ihres saftigen Obstes als ganzes Stückchen gleich auf die Zunge schubsen? Dort kurz ausruhen lassen, vielleicht eine kribbelige Erregung von Vorfreude in der Zunge spüren, um es dann mit Gaumen und Zunge so richtig genüsslich zu zerplatzen oder zu zerdrücken? Ist es lustvoll, den Saft, der explosionsartig alle Winkel Ihres Mundes ausfüllt, zu erspüren?

Sie können auch Fruchtsäfte, Milchshakes oder Cocktails in einer ähnlichen Art erforschen. Pudding und Eis eignen sich ebenfalls hervorragend, nicht nur zum Trainieren, sondern einfach zum bewussten Genießen. Entdecken Sie selbst weitere Strategien, wie Sie Konsistenz und Geschmack zu einem gemeinsamen Genussfeuerwerk entfachen können. Achten Sie auch auf die Temperatur von Getränken und Speisen und wie diese zu Geschmack und Konsistenz beitragen kann.

Das kurzfristige Ziel dieser Geschmacksexpedition ist, dass Sie in den nächsten Tagen besonders achtsam auf die verschiedenen Geschmacksnuancen und Konsistenzen achten.

Das langfristige Ziel ist, einen achtsamen und sensiblen Geschmackssinn zu erhalten sowie die Tastfähigkeit unseres Mundraums nicht zu vergessen, um beim Essen und Trinken in Zukunft mehr Genussmomente zu erleben.

Berührt man die Tasten eines Klaviers, dann bringt man es zum Klingen.
Mit der Berührung eines Menschen ist es dasselbe.
[Petra Tränkner]

Tasten und Fühlen

Wenden wir uns nun der Haut, unserem flächenmäßig größten und funktionell vielseitigsten Organ, zu. Das therapeutische Genusstraining unterscheidet drei Bereiche, die es zu erforschen gilt.

- Wahrnehmen von Gegenständen: Form, Oberfläche, Temperatur, Konsistenz und Gewicht werden achtsam erfühlt und ertastet.
- Wahrnehmen von Bewegungsimpulsen: Wozu fordern uns Gegenstände, Objekte oder Substanzen auf? Sie zu drücken, zu pressen, zu zerzupfen, zu kneten, zu knautschen? Sanft darüber zu streichen, sie fest anzupacken, sie zum Schwingen zu bringen, sie in der hohlen Hand auf- und abrollen zu lassen, darin auf- und abzuwerfen oder uns einfach nur von ihnen umschmeicheln zu lassen? Uns umfluten zu lassen, hineinzutauchen, hineinzuspringen, hineinzusteigen?
- Wahrnehmen und Durchführen von Berührungen: Hier soll unsere Aufmerksamkeit auf die Empfindungen gerichtet werden, die entstehen, wenn wir von Luft, Wind, Wasser, Kleidung, Tieren, anderen Menschen oder uns selbst berührt werden.

Wahrnehmen von Gegenständen

Ich verwende Steine, steinähnliche Porzellan- und Glasobjekte unterschiedlicher Form, Farbe, Größe und Konsistenz in den Genussgruppen und schlage Ihnen daher als Gegenstand nun einen Stein vor. Natürlich eignen sich auch alle anderen steinähnlichen Objekte zum Erforschen. Voraussetzung ist, dass das Ding in die Hand passt und sie es umfassen können, und dass es Ihnen zusagt und als angenehm wahrgenommen wird. Halbedelsteine oder Handschmeichler eignen sich ebenfalls gut. Handschmeichler, auch Greiflinge genannt, sind Holzstücke in unterschiedlichen Formen, die so gedrechselt, geschliffen und poliert sind, dass sie optimal in die Hand passen und geknetet und begriffen werden können.

Greiflinge:

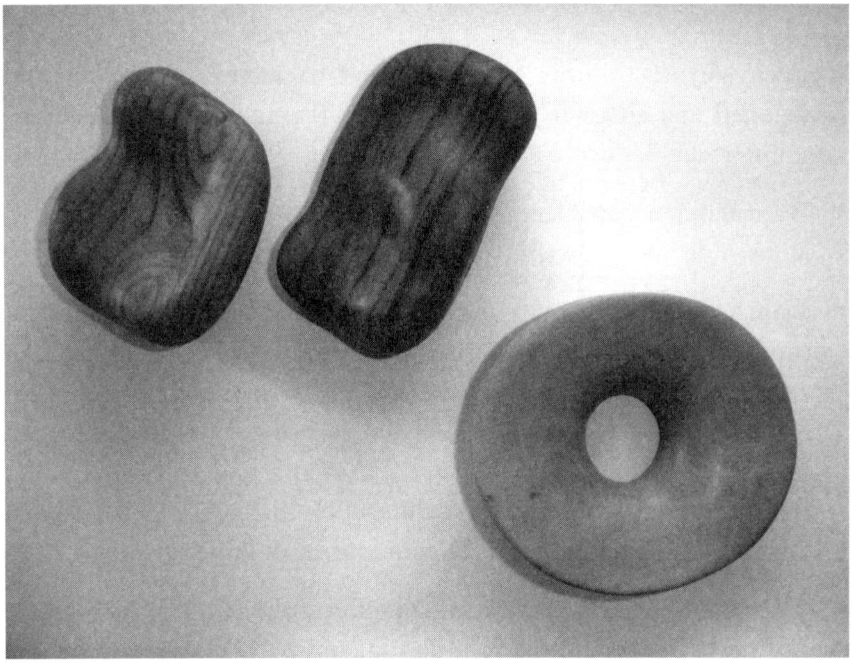

Einen Stein haben Sie vielleicht schon zu Hause, oder Sie suchen sich achtsam und bedächtig einen schönen Stein bei Ihrem nächsten Spaziergang aus. Überlegen Sie, was Sie an Ihrem Exemplar besonders anspricht. Setzen Sie sich wieder an einen angenehmen Ort und besinnen Sie sich auf Ihre Haut. Wenn Sie wollen, schließen Sie die Augen. Lenken Sie Ihre Aufmerksamkeit zu Ihren Händen und nehmen Sie den Stein in eine Hand. Erkunden Sie ihn zuerst nur mit den Fingerspitzen, indem Sie ihn befühlen. Ist er wohlgerundet, kantig, glatt, rau, warm, kalt, leicht, schwer? Nun lassen Sie ihn in die Handfläche gleiten oder legen Sie ihn dort hinein. Erforschen Sie ihn mit der gesamten Handinnenfläche, lassen Sie ihn darin umherwandern, drücken, kneten und streicheln Sie ihn. Gönnen Sie ihm zwischendurch eine Pause und nehmen Sie wahr, wie er in der Handfläche ruht. Ist er schwer oder leicht? Kalt, warm oder mittlerweile leicht gewärmt durch Ihre Körperwärme? Rund oder kantig? Glatt, rau, pelzig, bröselig, ölig – wie fühlt sich Ihr Objekt an? Finden Sie es angenehm, sich mit dem Stein zu beschäftigen? Löst diese Tätigkeit das Empfinden von Entspannung und Ruhe aus? Oder aktiviert es sie?

Erforschen Sie auch andere Dinge in Ihrer Umgebung mit Ihren Fingern und Händen. Metallschrauben, Pinsel, Holzbretter, Blätter von Pflanzen und Blüten, Baumrinde, Gras, Federn, Wolle, Gummibälle, Noppenbälle, Glaskugeln, Leder, Stoff und was Ihnen sonst noch alles möglich ist. Versuchen Sie, die unterschiedlichen Qualitäten, die Sie ertasten und erfühlen für sich auch in Worte zu fassen.

Vielleicht erfahren Sie auch ein heiteres Tasterlebnis! So suchte ich vor kurzem ein Mittel, um meine Haare in Form kneten zu können. Ich griff mir verschiedene Produkte aus dem Regal, um zu lesen, was sie alles können. Und da war es: Ein kleines unscheinbares Döschen. Schon beim Herausnehmen der Dose fühlte ich eine zarte Vibration. Erstaunt über diese Wahrnehmung beäugte ich das Objekt genauer. Schraubte es auf und tippte mit dem Finger vorsichtig auf die durchsichtige, glänzende, geleeartige Masse. Sie leistete dem Druck meines Fingers zarten Widerstand und wabbelte ganz leicht. Kühl und feucht präsentierte sie sich meiner Fingerspitze. Ich schraubte die Dose wieder zu und spürte erneut die Vibration. Dann bewegte ich die Dose auf und ab und die Vibration verstärkte sich. Ich stellte das außergewöhnliche Objekt fest auf die Regalfläche und ein Vibrationswirbel wurde wahrnehmbar. Ich meinte fast, es zu hören, obwohl ich es nur mit meiner Hand wahrnahm. Natürlich musste ich dieses „Shine Gel

Wax“ in meinen Besitz bringen. Mittlerweile experimentiere ich fast täglich mit dem Döschen. Hält man es mit einer Hand und klopft mit dem Finger der anderen Hand auf den Boden, so kann man tatsächlich hörbare, vibrierende Klänge erzeugen. Je nachdem, wie stark man es mit Daumen und Mittelfinger anfasst, leitet es unterschiedliche Vibrationen bis zum Ellbogen weiter. Führe ich es seinem ursprünglichen Zweck zu, ertaste ich eine angenehm feuchtcremige Konsistenz, die sich widerstandslos gleitend ins Haar kneten lässt und zudem auch noch gut riecht. Ob sich die Vibrationen ändern, wenn ein Teil des Inhalts aufgebraucht ist? Ich werde es weiter achtsam erfühlen!

Wir können nicht nur mit unseren Händen tasten, auch unsere Füße eignen sich hierfür. Freud und Leid des Barfußgehens ist uns allen sicher noch aus Kindertagen in Erinnerung. Ich mache es heute noch, wenn auch nicht auf der Straße, sondern zu Hause oder in der Natur. So entdeckte ich an verschiedenen Orten in Österreich Barfuß-Parcours oder Kneippwege. Es handelt sich dabei um eigens liebevoll angelegte Wegstücke zum Barfußgehen. Jener in Bad Tatzmannsdorf ist abwechselnd mit großen, abgerundeten Steinen, Kieselsteinchen, Gras, Grasmatten, Rindenmulch, Asphalt, Kunststoffbelag und Ähnlichem ausgebettet. Ich empfand es heiter, genussvoll und entspannend, diesen Weg abzuschreiten. Das kühle, taunassen Gras, die spitzen, kribbeligen Kieselsteinchen oder den Druck der abgerundeten Steine an den Fußsohlen wahrzunehmen erfordert ein sehr bewusstes, langsames Gehen und achtsames Hinfühlen. Auch in Bad Aussee konnte ich einen Kneippweg entdecken, der sehr einladend aussah, aber leider kam ich nicht in den Genuss, ihn zu beschreiten.

Den Kneippweg in der Ramsau mag ich besonders gerne. Eine in einem natürlichen Bächlein angelegte Wegstrecke mit unterschiedlichem Sand- und Kiesuntergrund und glasklarem, eiskaltem Quellwasser. Neben dem aktiven Tasten ist hier auch angenehm, vom Wasser umflutet und berührt zu werden. Darauf gehe ich dann am Ende dieses Kapitels noch näher ein.

Wahrnehmen von Bewegungsimpulsen

Nun zu den Bewegungsimpulsen: Wer kennt sie nicht, die Plastiknoppenfolie, die dazu auffordert, so ein kleines aufgeblasenes Plastiknöppelchen zu zerdrücken? Ich kann gar nicht anders als das zu tun, sobald ich eine solche in die Hände bekomme. Lustvoll ist es für mich, ein Bläschen nach dem anderen zu zerdrücken. Dieses Gefühl, wenn der Widerstand zwischen Daumen und Zeigefinder nachgibt und es mit einem geräuschvollen Plopp zerplatzt, ist einfach herrlich!

Kugelschreiber auf- und abknipsen, Bierdeckel „zerfutzeln“, Muster auf Unterlagen malen, während man einem Vortrag oder einem Telefonat lauscht, einen Rhythmus aufs Lenkrad trommeln, wenn man bei der Ampel wartet – solche gleichförmigen Bewegungsabläufe begleiten uns immer wieder in unserem Alltag.

In Genussgruppen werden zur Erforschung der Bewegungsimpulse Schüsseln voll mit Linsen, Bohnen, Gries, Mehl, Getreide oder Ähnlichem bereitgestellt, in die man hineingreifen, mit den Händen eintauchen und dabei Tastgenüsse erleben kann. Dieser Aufwand wäre für eine Einzelperson etwas groß. Daher achten Sie in der nächsten Zeit auf alle Möglichkeiten, um Ihre Hände eintauchen zu lassen. Der Sand einer Sandkiste, Erde beim Umtopfen, ein Schaumteppich beim Geschirrspülen, Glaskugeln oder Perlen in einem Glas und alles, was Sie dazu auffordert.

Auch Samtiges, Weiches oder Pelziges kann dazu animieren, leicht und sanft darüber zu streichen. Welche Materialien haben für Sie einen Aufforderungscharakter?

Es gibt Polster in verschiedenen Formen, Größen und leuchtenden Farben, die mit winzig kleinen Kunststoffkügelchen gefüllt sind und zum darauf Ruhen, aber auch zum Durchkneten gedacht sind. Solch gleichmäßiges Kneten wirkt entspannend und beruhigend. Stressbälle, also weiche, handliche Schaumstoffbälle, sind lange bekannt und auch dafür geeignet.

Meine Schwäche sind Skulpturen: Die Kombination von Form, Material und Oberfläche macht es aus, dass ich den Impuls verspüre, das Objekt zu berühren, leicht oder fester darüber zu streichen, die Veränderung der Temperatur zu erkunden, Linien, Flächen, Kanten, Ecken und Wölbungen zu ertasten und zu erfühlen.

Bäume, Felsen, Gemäuer, Holz, Steinfassaden und vieles mehr dürsten regelrecht nach Streicheleinheiten, wollen berührt und betastet werden. Lassen Sie nun Ihren Bewegungsimpulsen freien Lauf! Warum wohl auf vielen Objekten mit großem Aufforderungscharakter „Berühren verboten“ steht? Ein Bewegungsimpuls einer Frau, die ich gut kenne, ist es, den flachen, muskulösen Bauch ihres Freundes, wenn sie diesen befreit von Kleidung sieht, zu berühren und auch hin und wieder leicht zu kneifen und zu kneten. Für Sie ist das Genuss, wie ihr Freund dazu steht, weiß ich nicht.

Der Impuls, etwas mit Körperteilen oder dem ganzen Körper zu erfühlen, kann durch Formen, Materialien, Oberflächenbeschaffenheit oder Temperatur von Gegenständen oder Flächen ausgelöst werden: sich in eine Wiese legen, in nassen Sand setzen, an den Kachelofen kuscheln, in ein Bällchenmeer steigen, sich an einen rauen Felsen oder eine kühle Steinplatte schmiegen oder ins kühle Nass eintauchen.

Wahrnehmen und Durchführen von Berührungen

Eintauchen und umfluten lassen, berührt werden von Dingen, Menschen, Tieren und den Elementen, das betrifft den dritten Bereich des Tastens und Fühlens.

So kann der mit einem Fächer zugefächelte Luftstrom andere Empfindungen auf unserer Haut und in Folge andere Gefühle auslösen, als der Luftstrom eines Ventilators oder Wind, der uns im Sommer sanft umspielt, im Herbst kräftig massiert und im Winter beißende Nadelstiche versetzt. Manche Menschen mögen Wolle auf der Haut, andere wiederum empfinden das als kratzig, beißend und unangenehm. Fleecedecken können kuschelig, weich oder künstlich und elektrisch geladen wahrgenommen werden. Massagebürsten sind für die einen der wahre Genuss beim Baden, für die anderen widerliche Kratzbürsten.

Zur taktilen Sensibilisierung eignet sich die folgende Übung: Setzen Sie sich bequem hin und legen Sie einen Arm locker auf den Oberschenkel oder dem Tisch auf. Nun beginnen Sie, einen Ihrer eigenen Arme mit Zeige- und Mittelfinger der anderen Hand zu erforschen. Streicheln Sie leicht, langsam und achtsam von den Fingerspitzen aufwärts über den Handrücken, weiter über Oberarm, Schulter, Hals und streichen Sie auch über Ihre Ohrmuschel. Verändern Sie den Druck und beobachten Sie, was dabei für Sie angenehm ist. Drehen Sie dann den Arm so, dass Sie über die Handfläche, den Pulsbereich, weiter an der Innenseite des Arms über die zarten Hautpartien der Ellenbeuge hinauf bis zur Schulter streichen. Gibt es Stellen, an denen Sie diese Berührung als besonders angenehm empfinden, kitzelt es an anderen Stellen? Spüren Sie beim Darüberstreichen auch die unterschiedliche Weichheit oder raue Stellen Ihrer Haut? Führen Sie die Übung auch mit der anderen Körperseite durch. Achten Sie auf Unterschiede und Gleichheiten in den Empfindungen. Sie können diese Übung auch mit Gegenständen, wie z. B. Pinseln, Bürsten, Kämmen, Federn oder anderem durchführen. Ruft die Übung unangenehme Empfindungen bei Ihnen hervor, brechen Sie einfach ab!

Es gibt im Alltag viele Möglichkeiten, unseren Hautsinn zu sensibilisieren und dabei Genuss zu verspüren. Versuchen Sie sich beispielsweise einmal achtsam zu duschen! Riechen Sie am Duschbad, nehmen Sie Gewicht und Konsistenz wahr, wenn das cremige Etwas auf Ihre Handfläche gleitet. Schäumen Sie es bewusst mit Wasser auf und waschen Sie sich, indem Sie aufmerksam und achtsam Ihren gesamten Körper einschäumen und Ihre Empfindungen dabei beobachten. Beim Abspülen experimentieren Sie mit der Brause. Verstellen Sie den Strahl, verändern Sie die Entfernung des Brausekopfs zum Körper, und auch mit der Temperatur können Sie experimentieren. Beim Abtrocknen achten Sie darauf, ob Ihr Handtuch flauschig weich oder rubbelig hart Ihren Körper vom Nass befreit. Wie mögen Sie Ihre Handtücher lieber? Ich persönlich ziehe alte, oft gewaschene Handtücher, die eher hart, rubbelig und sehr saugfähig sind, den weichen Flauschebällchentüchern vor.

Wenn Sie trocken sind, verwöhnen Sie Ihren Körper mit einer Lotion. Ich habe mit einer Freundin lange und wiederkehrende Diskussionen über die optimale Körperlotion geführt. Sie mag nur Lotionen, die leicht und schnell in die Haut einziehen und keinen Film auf der Haut hinterlassen. Ich mag es, wenn die Feuchte der Lotion noch nachhaltig auf meiner Haut spürbar ist. Die Konsistenz soll eher dünnflüssig sein, ein sehr kühles, nassglitschiges Gefühl beim Auftragen erzeugen und dann gut einziehen, aber einen Hauch tautropfenähnliches Gefühl hinterlassen.

Für viele Menschen ist das Gefühl, von Wasser umspielt zu werden, ein sehr angenehmes. Sei es im Meer, See, Teich, Schwimmbad oder in der Badewanne. Ob und welche Art Genusserleben es ist, dabei spielen die Wasserart, die Temperatur, das Bedürfnis und natürlich die Stimmung eine wichtige Rolle. Im Zuge von Forschungsarbeiten für die NASA wurde von John C. Lilly 1954 der Floating-Tank entwickelt. Ein Tank, ähnlich einer doppelbettgroßen Badewanne, gefüllt mit warmem Salzwasser, in dem man, völlig von der Außenwelt abgeschirmt, einen besonderen Entspannungszustand, ähnlicher einer Trance, erreichen kann. Das Salzwasser lässt das Gefühl der Schwerelosigkeit entstehen.

Mittlerweile hat das Floaten Einzug in die Physiotherapie sowie in Wellnessoasen gefunden. Ein Float im körperwarmen Salzwasser-Schwebebad soll Tiefenentspannung bringen. Gefloatet wird in einem flachen, ca. 7 m^2 großen Becken, welches sich in einem eigens entwickelten Raum befindet. Dieser Raum, in ansprechendem Design, ist speziell klimatisiert und belüftet. Verschiedene Sound- und Lichteffekte oder völlige Dunkelheit sind darin möglich. In Wien finden Sie Floating im Vendome Spa, in Zell am See im Mavida Spa.

Für mich hört sich bereits die Beschreibung des Floatens sehr genussvoll an. Auf der Website Float Spa München wird eine Float Session folgendermaßen beschrieben:

» *Der „Floater“ beginnt mit der Reinigung. Er nimmt eine Dusche. Dann erst steigt er in den Float Tank und läßt sich sanft in Rückenlage hineingleiten. Musik wird leise angespielt. Der Floater kann sich dabei leichter entspannen und sich an die neue, noch ungewohnte Umgebung innerhalb des Tanks besser aklimatisieren; Nach etwa 15 Minuten werden Licht und Ton abgeschaltet. In diesem Moment ist der Floater bereits gänzlich entspannt; mit geschlossenen Augen lässt er sich in völliger Dunkelheit und Lautlosigkeit treiben. Er spürt in dem Augenblick, wie sich sein Körper regeneriert. Nach ca. 1 Stunde wird sanft das Licht eingeschaltet und eine entspannende Musik setzt ein. Dies markiert das Ende der Floating-Sitzung. Der Floater kann sich nun Zeit nehmen, sich angenehm zu strecken und wenn er bereit ist, die Türe zur Seite schieben und aus dem Tank steigen. Der Floater nimmt eine abschließende, ausgiebige Dusche, um das Salz von der Haut zu waschen.*
Jetzt ein Glas mit erfrischendem Wasser oder eine Tasse Tee genießen und sich an dem neuen revitalisierten Zustand erfreuen. «

Aber auch die eigene Badewanne oder eine Duschsession kann mit entsprechenden Zutaten, wie prickelnd, perlenden Badebrausetabletten, gut duftenden Duschlotionen und Badeöl- oder Kräuterzusätzen, Musik, die man mag und durch ganz persönliche Dusch- und Baderituale zu einem taktil-genussvollen und entspannenden Erlebnis werden.

Lassen Sie sich von Ihren Bewegungsimpulsen, Fühl- und Tastbedürfnissen treiben und entdecken Sie für sich viele weitere Möglichkeiten, diesen Sinn genussvoll zum Einsatz zu bringen.

Der Geist

In diesem Kapitel geht es um den Geist (im Kopf, nicht in der Flasche).

Intellekt wird definiert als Fähigkeit zu Denken und dadurch Erkenntnis zu gewinnen. Verstand, Geist, Denkfähigkeit und Denkvermögen sind Synonyme dafür.

J.-J. Rousseau (1762) beschreibt diesen Sinn als Gemeinsinn.

> » *(…), Gemeinsinn, oder gesunder Menschenverstand genannt, weniger weil er allen Menschen gemeinsam ist, als deswegen, weil er sich auf den geregelten Gebrauch aller anderen Sinne stützt und über die Natur der Dinge durch Zusammenfassen aller ihrer Erscheinungsformen unterrichtet. Dieser sechste Sinn hat folglich kein besonderes Organ. Er hat seinen Sitz im Gehirn und seine rein inneren Wahrnehmungen heißen Begriffe oder Ideen. (S. 148–149)* «

Natürlich sind alle anderen Sinne Teamplayer von Verstand, Denken, Vorstellungskraft, Bewusstsein und allen weiteren Hirnaktivitäten. Es gibt jedoch Tätigkeiten, die vorrangig den intellektuellen Genüssen zuzuordnen sind.

Lesen ist eine davon, denn die Buchstaben und Worte alleine bereiten noch keinen Genuss. Erst durch sinnverständiges Lesen wird uns ein solcher beschert. Lesen bedeutet, dass durch einen äußeren Sinnesreiz, mentale Prozesse, ähnlich einem Film im Gehirn, entstehen. Gefühle und Emotionen stellen die Bindeglieder zwischen Auge und Geist dar.

Eine Lesestudie hat gezeigt, dass das Lesen von Büchern vielfältiger erlebt wird als Fernsehen und mehr Erlebnistiefe erreicht. Beim Lesen erfährt man stärkeres emotionales Erleben als beim Fernsehen. Es wurden aufgrund der Ergebnisse dieser Studie auch vier Lese-Erlebnistypen „kreiert".

Begeisterte Kompensationsleser lesen überdurchschnittlich viel. Leichte, heitere, historische Literatur und Frauenliteratur, aber auch Sachbücher oder Nachschlagewerke werden von diesen gerne gelesen. Lesen hat für sie eine hohe emotionale Bedeutung und dabei wird ein starkes soziales Erleben beschrieben. Sie nehmen beim Lesen am Leben anderer teil, empfinden Gefühle der Zugehörigkeit, welche sie sogar eine Art freundschaftliche Beziehung zu den Protagonisten aufbauen lässt. Der Lesestoff dient ihnen aber auch zur Orientierung, regt sie zum Nachdenken an und ist mit dem Gefühl verbunden, etwas zu lernen und Neues zu erfahren. Als bevorzugter Leseort wird ein gemütlicher Platz, wie ein Sofa, der Balkon oder der Garten angeführt. Sie tauchen vollständig in das Lesegeschehnen ein, lassen ihrer Fantasie freien Lauf und können sich bildlich vorstellen, was passiert sowie ganz in der Welt des Buchs versinken.

Der zweite Typ ist der habituelle Wellnessleser, der bei seiner Lektüre hauptsächlich Ausgleich und Zeitvertreib sucht. Lesen ist ein emotionales Vergnügen und eine schöne Abwechslung zur Hetze des Alltags. Zugehörigkeitsgefühle zu den Protagonisten sind so gut wie nicht vorhanden. Das Lesen dient diesen Lesern auch nicht zur Orientierung. Es bedeutet für sie gewohnheitsmäßig Zeit mit dieser Tätigkeit zu verbringen und dabei emotional aktiviert zu werden, ohne sich dabei stark auf die Protagonisten einzulassen. Sie versinken beim Lesen tief in der Lektüre und stellen sich ebenfalls bildlich vor, was passiert. Sie bevorzugen Krimis, Science-Fiction, Fantasy, historische und heitere Literatur. Das Bett, die Badewanne, das Schwimmbad und der Strand sowie öffentliche Verkehrsmittel werden als Leseorte bevorzugt.

Informationssuchende Selektivleser lesen viel und vorrangig, um neue Informationen zu erhalten und etwas dabei zu lernen. Sachbücher, Nachschlagewerke und Bücher aus dem Bereich Hobby und Freizeit werden bevorzugt. Spezielle Lesegewohnheiten oder Orte werden nicht angeführt.

Zurückhaltende Orientierungsleser greifen im Vergleich zu den anderen eher selten zum Buch und bevorzugen auch keine bestimmten Genres. Lesen bedeutet für sie keine tiefgehende Erlebnisvielfalt. Sie erleben zwar die gleichen Dimensionen wie Kompensations- und Wellnessleser, jedoch nicht in auffallendem Ausmaß. Es handelt sich um einen eher diffusen Lesertyp, der auch keine bestimmten Genres bevorzugt. Aus meiner Sicht empfindet dieser Leser vermutlich auch wenig Genuss beim Lesen, da die Tiefe des Erlebens und die intensive Auseinandersetzung mit dem Inhalt fehlt. Mir scheint Lesen hier wie eine Ersatzhandlung, um Zeit totzuschlagen.

Die Bezeichnungen der Lesertypen haben zwar wenig Wohlklang, aber es werden dadurch unterschiedliche Erlebnisqualitäten des Lesens deutlich. Ich behaupte, dass die ersten drei Typen beim Lesen durchaus Genuss verspüren können und postuliere diese hiermit als eigenen Typus: den Genussleser. Was macht ihn aus?

Diese Person taucht beim Lesen in den Text ein. Gefühle wie Freude, Begeisterung, Interesse oder tiefe Emotionen, ebenso wie kalter Schauer, Spannung und Erregung können je nach Lektüre aufkommen.

Ich gehe jetzt davon aus, dass Sie gerne lesen, sonst hätten Sie in diesem Moment vermutlich nicht dieses Buch vor sich.

Was verspüren Sie beim Lesen?

Welche Lektüre mögen Sie?

Mögen Sie es so richtig, in einen Text einzutauchen und alles um sich herum zu vergessen? Sie wollen nicht gestört werden, sind eins mit der Handlung und die Welt Ihrer inneren Bilder lebt. Sie sehen während des Lesens Protagonisten, Orte, Landschaften, Speisen und gesamte

Szenarien greifbar, lebendig und aktiv vor Ihrem inneren Auge? Oder sind von dem Wissen, das Sie gerade in sich aufsaugen, gefesselt, erregt und aktiviert? Lesen als Zustand des Flowerlebens – das ist Genuss.

Schon bevor ein Buch, eine Zeitschrift oder Zeitung gelesen wird, kann der Genuss beginnen. Der geplante Besuch einer Buch- und Zeitschriftenhandlung beginnt mit der Vorfreude. Der spontane Besuch lässt ein kurzes Vorfreudenfeuer beim Überschreiten der Schwelle auflodern. Einmal eingedrungen in das Reich der Worte, Buchstaben und mystischen Zeichen, umfängt den Besucher ein ganz eigenes Gefühl.

Wie würden Sie Ihr Gefühl dabei beschreiben?

Alleine der Anblick der vielen Bücher oder Zeitschriften ist überwältigend. Wo führt Sie Ihr Verlangen nun hin? Schmökern Sie sich durch die Neuerscheinungen, greifen Sie nach Zeitungen und Zeitschriften, gehen Sie gezielt zur Buchhändlerin, um einen Wunsch zu äußern? Was spricht Sie in einer Buchhandlung an? Werden Sie vom Cover angezogen und lesen dann interessiert den Umschlagtext und entscheiden nach diesem? Lesen Sie „in Bücher hinein", um einen Eindruck vom Schreibstil zu bekommen? Was hat Sie beim Kauf dieses Buchs angesprochen?

Es gibt Zeiten, in denen ich Buchhandlungen meide, weil ich weiß, ich kann einem Buchkauf nicht widerstehen, auch wenn sich bereits nicht gelesene Bücher zu Hause türmen. Bücher sind Sirenen in papierenem Gewand. Sie senden verlockende Rufe aus, sobald man eine Buchhandlung betritt. Sie verführen das Auge, wenn sie strahlend, frisch, farbig, meist rechteckig daliegen oder sanft, und hin und wieder auch stramm, im Regal stehen. Sie betören den Tastsinn, hält man sie einmal in den Händen und lässt die Finger sanft über die Seiten gleiten. Sie schmiegen sich an uns, schmeicheln und lassen uns nicht ohne sie nach Hause gehen.

Das Zusammenspiel mit den anderen Sinnen wird in dieser Beschreibung ganz deutlich, dieses ist auch beim Ansehen eines Films vorhanden. In Handlungen von Filmen kann der Betrachter ebenfalls eintauchen. In Filmen können alle emotionalen Facetten angesprochen werden, so wie diese auch nur reine Information liefern können. Filmeffekte, Kameraführung, Inhalt, Filmmusik, Darsteller, Darstellung wie Genre tragen zum Filmgenuss bei.

Die Freude am Grauen, der Angst, der unerträglichen Anspannung, der Gänsehaut kann man im Film sehr intensiv erleben. Was habe ich davon, wenn ich angespannt wie ein Bogen, die Hände vor den Augen, trotzdem zwischen den Fingern durchblinzelnd, dann plötzlich aufkreischend vor einer Bildfläche sitze? Genuss! Geistigen Genuss, mit optischen und taktilen Anteilen.

Was habe ich davon, wenn ich mich vor der Bildfläche im Seelenschmerz winde, einen Kloß im Hals verspüre und dann doch die Tränen fließen, gar nicht mehr aufhören können und ich mich schluchzend zusammenkrümme, mitleide und mich mit den Protagonisten identifiziere? Genuss! Geistigen Genuss, mit optischen und taktilen Anteilen.

Was habe ich davon, wenn ich gluckernd, grunzend, gebeutelt vor Lachen, die Tränen aus den Augen schießend, die Notdurft nur mehr mühsam zurückhaltend vor der Bildfläche sitze und mir Sauerstoff nur mehr schnappend und keuchend zuführen kann? Genuss! Geistigen Genuss, mit optischen und taktilen Anteilen.

Was habe ich davon, wenn ich Wissen und Information aufnehmend, gebannt, interessiert, analysierend, weiterdenkend, je nach Thematik auch betroffen, erheitert, erstaunt, angeekelt oder verärgert vor der Bildfläche sitze? Genuss! Geistigen Genuss, mit optischen und taktilen Anteilen.

Das Medium Film kann das alles bieten, wählt man es gezielt und bewusst aus. Fernsehberieselung hingegen dient manchen Menschen als Entspannung und ist dadurch Genuss. Ich möchte diesen nicht in Frage stellen, denke aber, dass man in sich selbst gehen und überlegen sollte, ob es tatsächlich eine genussvolle Berieselung ist oder ein Ersatz für etwas, das einem fehlt. Etwas, das ich stattdessen gerne hätte, aber vielleicht meine Energie zur Zeit zu knapp ist, um dieses andere Etwas in die Wege zu leiten? Wenn dem so ist, so können regelmäßige kleine Genusspausen im Tagesablauf dabei helfen, Ihren Energietank wieder zu füllen.

Die Liste der geistigen Genüsse würde eine schier unendliche werden, daher begnüge ich mich mit den Bereichen, in denen sich diese Genüsse ansiedeln. Ich bin jedoch sicher, dass ich hier nicht alle erwähne, Sie können diese Aufzählung daher selbst ergänzen: Wissenschaften, Forschung, Kunst, Kultur, Spiel, Sport, manuelle Arbeit, geistige Arbeit, Kommunikation und Lernen fallen in diesen Bereich.

Tagträumen wie Nachdenken kann sehr befriedigend und genussvoll sein. Auch ein feuriges Streitgespräch oder eine Diskussion zählen zu geistigen Freuden.

Genussmomente bewusst wahrnehmen und sich daran zu erfreuen, ist ein mentaler Prozess.

Wie sehen nun Experimente und Übungen zum intellektuellen Genuss aus?

Sie haben diese bereits mit dem Training der anderen Sinne mittrainiert. Würde ich Sie jetzt auffordern, bewusst zu lesen, wäre das ein Konstrukt. Denn ohne Bewusstheit zu lesen führt unweigerlich dazu, dass Sie den Faden verlieren und nicht mehr den Sinn erfassen könnten. Sie merken das selbst sehr bald, spätestens dann, wenn Sie am Ende einer gelesenen Seite nicht mehr wissen, worum es geht, waren Sie unaufmerksam. Intellektuelle Genüsse erfordern großteils von sich aus Ihre Aufmerksamkeit und auch Achtsamkeit.

Ich persönlich denke für mein Leben gerne nach und analysiere und erforsche meine Beobachtungen im Alltag. Oder ich hänge einfach nur meinen Gedanken nach, das wird auch Tagträumen genannt. Das sind für mich ebenso Genusszeiten, wie einmal ins Theater zu gehen, einen Film anzusehen oder zu Lesen. Alles jedoch zu seiner Zeit, in der richtigen Menge, ohne Zeitdruck und damit komme ich nun zu den Genussregeln.

» *Kein Vergnügen ist so leicht zu haben wie eine nette Konversation. Sie kostet kein Geld, bringt nur Gewinn, erweitert den Horizont, begründet und pflegt Freundschaften und lässt sich in jedem Alter und nahezu jeder gesundheitlichen Verfassung genießen.* «

[Robert Luis Balfour Stevenson,
schottisch-britischer Erzähler]

Die sieben und eine weitere Genussregel

1. Genuss braucht Zeit

In der heutigen, schnelllebigen Zeit klagen viele Menschen über zu wenig Zeit und während sie klagen, hetzen Sie weiter. Jeder Mensch kann diesem Phänomen ein Schnippchen schlagen und entschleunigen, Muße haben. Mit Muße wird jene Zeit bezeichnet, die einem Menschen zur Verfügung steht, um sie nach eigenem Wunsch zu nutzen. Selbst gewählte Zeit, um sich zu erquicken und zu erbauen. Hier rufe ich Ihnen wieder die beiden Kapitel über Achtsamkeit in Erinnerung. Gehen Sie langsam, auch wenn Sie es eilig haben!

Wenn Sie das Buch „Momo" von Michael Ende gelesen haben, kennen Sie auch die „grauen Herren" von der Zeit-Spar-Kasse, deren Aufgabe es ist, die Menschen unter Druck zu setzen und dazu zu bringen, Zeit zu sparen. Sie betrügen die Menschen um ihre Zeit. Sie nehmen Ihnen dadurch auch Muße, Genussmomente und Zufriedenheit. Sie wissen, Zeit ist Leben und Leben wohnt in den Herzen der Menschen. Als Momo Meister Hora, der den Menschen die Zeit zuteilt, die ihnen bestimmt ist, bittet, etwas gegen den Zeitdiebstahl der grauen Männer zu unternehmen, lehnt er ab: „Nein das kann ich nicht, denn was die Menschen mit ihrer Zeit machen, darüber müssen sie selbst bestimmen. Sie müssen sie auch selbst verteidigen." Dazu lade ich Sie nun auch ein: Ihre Zeit zu verteidigen und sich nicht von den gut getarnten grauen Männern und Frauen des 21. Jahrhunderts, unter dem Vorwand fadenscheiniger Versprechen und Zusicherungen, zur Hetze und Beschleunigung verführen zu lassen. Elias Canetti soll gesagt haben: „Wenn das Telefon nicht klingelt – ist es für mich!"

Nehmen Sie sich Zeit, um einen Freiraum für Genuss zu schaffen. Diese Zeitspanne muss nicht unweigerlich eine lange sein. Denn wie lange dauert es, beim Frühstück kurz innezuhalten und den Duft und die Wärme von Tee oder Kaffee wahrzunehmen? Für alle Morgenmuffel, die ohne Frühstück den Tag beginnen: Wie viel Zeit benötigen Sie für einen achtsamen Blick in den Himmel nach dem Aufstehen oder auf dem Weg zur Arbeit? Wie viele Minuten benötigen Sie, um den Geruch des Duschbades, der Seife, der Gesichtscreme bewusst zu schnuppern? Haben Sie Lust auf Langsamkeit, um sich der Alltagshetze zu widersetzen?

2. Genuss muss erlaubt sein

Nur wenn ich es mir zugestehe, dass ich mir selbst Gutes tue, werde ich das Gute genießen können. Eine Erziehung oder Lebensgeschichte die Genuss verbietet, kann dazu führen, dass jenen Menschen viele Genussbereiche verschlossen sind. Karl Valentin drückte es so aus: „Tun hätte ich schon gewollt, dürfen habe ich mich nicht getraut." Genussverbote können durch Mut, es „sich zu Erlauben" und durch „Tun" aufgehoben werden. Für andere Menschen zu sorgen, fürsorglich zu anderen sein, den Mitmenschen Gutes tun, das ist etwas Erlaubtes und sozial Erwünschtes. Um für andere sorgen zu können, muss es mir aber selbst auch gut gehen. Bin ich ausgelaugt, erschöpft, getrieben und gestresst, dann bin ich auch ziemlich ungenießbar für meine Umwelt. Somit steht die Selbstfürsorge an oberster Stelle! Nur wenn es mir selbst gut geht, kann ich für andere da sein und auch ein „angenehmer Mitmensch" sein. Ich muss es mir wert sein, auf meine Bedürfnisse und Wünsche zu achten. Die Aussage „Ich kann mir keine Zeit für mich nehmen, ich muss für meine Familie/Firma da sein" ist unlogisch und zu widerlegen mit „Ohne Selbstfürsorge werden Sie aber nicht mehr lange für Ihre Familie oder Firma da sein können".

Diese Regel steht auch nicht im Gegensatz dazu, dass Verbotenes reizvoll ist. Denn in dem Augenblick, in dem es reizvoll ist, erlaube ich es mir, eine bestimmte Grenze zu überschreiten. Vielleicht etwas zaghaft, aber bereits mit einem gewissen Lustempfinden.

Es gibt Menschen, die aufgrund ihrer Lebensgeschichte als Lebensmaxime Enthaltsamkeit und die Einstellung „das steht mir nicht zu" aufweisen. Für mich stellt sich die Frage, „Warum steht es Ihnen nicht zu?" Sie müssen nicht täglich in aufwendigen Lustbarkeiten versinken, sondern einfach nur beginnen, mit sich selbst liebevoll und fürsorglich umzugehen. Auch kleine Schritte führen zum Ziel. Erkenne ich eine Hürde, die ich aus eigenem Antrieb nicht überwinden kann, egal von welchen Seiten ich auch Anlauf nehme, dann sollte ich mir fachliche Unterstützung holen.

» *Wer Genüsse bereut, sollte wenigstens die Reue genießen.* «

[Gregor Brand, deutscher Schriftsteller und Lyriker]

3. Genuss geht nicht nebenbei

Beim Genießen müssen wir unsere Aufmerksamkeit auf einen relativ engen Bereich richten und können dann nichts anderes nebenbei tun. Stellen Sie sich vor, Sie arbeiten konzentriert am PC, essen ein Stück Kuchen dabei und nehmen immer wieder einen Schluck Kaffee dazu.

Oder: Sie machen Ihre Wohnung sauber und greifen zwischendurch immer wieder in die Keksdose und trinken dazu schnell einen Schluck Tee.

Oder: Sie fahren mit dem Auto durch die blühende Wachau, das Autoradio läuft und sie telefonieren mit einem Kollegen.

Oder: Sie füttern ein Kind, achten darauf, dass die Katze nicht auf den Tisch springt und essen zwischendurch Ihren eigenen Teller leer.

Mit großer Wahrscheinlichkeit werden Sie bei diesen Beispielen von allem, was sie tun, nicht sehr viel wahrnehmen können und somit auch wenig Genuss verspüren.

Damit schließe ich nicht aus, dass es durchaus genussvoll sein kann, beim Fernsehen etwas zu essen. Ich habe jedoch die Erfahrung gemacht, dass mir dabei zwar die Speise schmeckt und ich sie auch bewusst wahrnehme, ich jedoch den Fernsehton aufgrund meiner Kaugeräusche nicht mehr höre.

Beim Kaffeeplausch kann ich sehr wohl Genussmomente erleben und auf Geschmack oder Geruch des Kaffees achten sowie auch den sozialen und kommunikativen Genuss verspüren. Trotzdem ist diese Genussregel eine sehr wichtige und steht ebenfalls in engem Zusammenhang mit den Kapiteln über Achtsamkeit.

4. Wissen, was einem gut tut

Vorlieben sind personen-, alters- oder umfeldspezifische Angelegenheiten, über die sich nicht streiten lässt. Jeder Einzelne sollte aber seine Vorlieben entdecken, was für ihn und nur für ihn gut ist. Man sollte dann auch dahinter stehen und sich nicht durch ein „Pfui, das findest du gut?“ oder „Was, das gefällt dir, das ist ja schrecklich?!“ verunsichern lassen. Genuss ist individuell und es tut einem auch nicht immer das Gleiche gut. Unterschiedliche Situationen fordern ein breitgefächertes Genussrepertoire und sind mit vielfältigen Bedürfnissen verbunden. Nach kräftigem Schwitzen schmeckt z.B. eine mit Mineralwasser aufgespritzte Buttermilch herrlich, während diese zum zarten Fischfilet unter umständen ein Ekelgefühl hervorruft und ein Glas Weißwein nach dem Sport widerlich sein kann.

Je besser ich meine Vorlieben und Bedürfnisse kenne, desto mehr Genussmomente werde ich erleben. Auch die Musik, die jemand gerne hört, gehört zu den Dingen, die von Stimmung, Situation und Umgebung abhängen. Mir kann an einer anderen Person eine Farbe und ein Kleidungsstück gefallen oder ein Möbelstücke in deren Wohnung imponieren, selbst möchte ich es aber nicht tragen oder haben, weil es nicht zu mir passt und ich mich damit nicht wohlfühle. Auch hier ist das Wissen, was ich mag, worin und womit ich mich wohlfühle wichtig, um durch meinen persönlichen Stil Wohlbefinden zu leben. Je besser ich mich selbst kenne und zu mir und meinen Bedürfnissen stehe, desto leichter fällt mir die Einhaltung dieser Genussregel.

5. Weniger ist mehr

Dinge, die uns gefallen, wollen wir möglichst unbegrenzt um uns haben. Bei einem Überangebot ist aber Genuss nicht mehr möglich, denn Sättigung schließt Genuss aus. Quantität schlägt nicht in Qualität um, und der Ausspruch von Paracelus „Die Menge macht das Gift" hat nicht nur in der Medizin seine Gültigkeit.

Das Schlaraffenland ist kein grundlegendes Bedürfnis des Menschen und es ist auch kein Bedürfnis des „faulen Menschen", dem es Hans Sachs in seinem bekannten Gedicht unterstellt. Was immer er mit faul auch meinen mag!

> » *Eine Gegend heißt Schlaraffenland, den faulen Leuten wohlbekannt; die liegt drei Meilen hinter Weihnachten. Ein Mensch, der dahinein will trachten, muss sich des großen Dings vermessen und durch einen Berg von Hirsebrei essen; der ist wohl dreier Meilen dick; alsdann ist er im Augenblick im selbigen Schlaraffenland. Da hat er Speis und Trank zur Hand, da sind die Häuser gedeckt mit Fladen, mit Lebkuchen Tür und Fensterladen. Um jedes Haus geht rings ein Zaun, geflochten aus Bratwürsten braun; vom besten Weine sind die Bronnen, kommen einem selbst ins Maul geronnen. An den Tannen hängen süße Krapfen wie hierzulande die Tannenzapfen; (…)* «

Sättigung schlägt sehr rasch in Ablehnung um und hat dann nichts mehr mit Genießen zu tun. Wenn ich mich auf etwas immer wieder freuen kann, mich danach sehnen kann, dann sollte ich mir diese Sehnsucht aufrechterhalten, indem ich weniger statt mehr von diesem genussvollen Etwas zu mir nehme, tue, höre, betrachte, verwende oder in Anspruch nehme. Gier und Genuss können nie ein Paar werden, Sehnsucht und Genuss sind wie füreinander geschaffen!

» *Lust auf mehr, bedeutet auch bald mehr Unlust.* «

[Martin Gerhard Reisenberg, Autor und Bibliothekar]

6. Ohne Erfahrung kein Genuss

Wie sehr wir etwas genießen ist davon abhängig, ob wir im jeweiligen Erlebensbereich über genügend Vorerfahrungen verfügen und unsere Vorlieben auch klar benennen können. Weinkenner können sich gezielt den Wunsch nach einer Geschmacksnuance erfüllen, Kaffeefreunde bevorzugen bestimmte Sorten und wissen auch über Herkunftsland, Klima, Anbau und Verarbeitung der Kaffeesorten bescheid. Benutzt man Kaffeekapseln, so kann man sehr gut Erfahrung sammeln, da es hier ein Sortiment von verschiedenen Geschmacksrichtungen gibt, die mit entsprechend genussvollen Beschreibungen versehen sind, so auch auf der Homepage von Nespresso:

» *Schon bevor Sie die Lippen an die Tasse führen, riechen Sie die Aromen, die einem Espresso entströmen. Zuerst nehmen Sie die flüchtigen Aromen der leichteren Noten wahr: blumig beim Vivalto, zitrusartig beim Cosi, rotbeerig beim Decaffeinato. Rühren Sie jetzt mit einem Kaffeelöffel um. Nun kommen die schwereren, intensiveren Noten an die Oberfläche: Getreidearomen beim Capriccio, Holznoten beim Roma oder Kakaonoten beim Arpeggio.*
Über Ihren Tastsinn können Sie den Körper eines Kaffees wahrnehmen, seine Konsistenz, sein Gewicht im Mund und auch die Dichte der „Crema". Lassen Sie Ihr Auge die

Farbe des Kaffees genießen, die einmalige Konsistenz der „Crema" von Nespresso, die Feinheit und Leichtigkeit ... Indem die Augen dem Vergnügen des Gaumens vorgreifen, schaffen sie ein herrliches Gefühl der Ungeduld.
Um den Unterschied zwischen Geschmack und Geruch zu erkennen, trinken Sie einen Schluck Kaffee und halten Sie sich dabei die Nase zu. Sie nehmen eine gewisse Säure wahr, etwas Bitteres, nicht aber die typischen Merkmale des Kaffees. Lassen Sie dann Ihre Nasenflügel los und riechen Sie, all die aufsteigenden Aromen, seine Röstnoten, die aromatischen Eigenheiten unserer einzelnen Sorten (beispielsweise blumig für Vivalto, zitronig für Cosi, etc.) Sie werden vom Aromareichtum Ihres Espressos überrascht sein. Dieselbe Erfahrung können Sie auch mit Schokolade oder einem anderen Nahrungsmittel machen.
Degustieren Sie einen Cosi und danach einen Ristretto. Der Cosi wird im Mund als flüssiger empfunden. Der Ristretto ist viel schwerer, dickflüssiger und dichter: Er hat viel Körper. «

Versuchen Sie, bei Ihrem nächsten Kaffee unter Einbezug aller Sinne solche Erfahrungen zu sammeln! Natürlich kann auch ein Filterkaffee ein Genuss sein, jedoch werden auch Filterkaffeetrinker Erfahrungen gemacht haben, was dazu beiträgt, dass ihnen ein Kaffee schmeckt. Jene, die Kaffee nicht mögen, können sich bei den Beschreibungen einfach vorstellen, es wäre Kakao.

Die Fähigkeit, feine Unterschiede dieser Art in allen Sinnesbereichen erkennen zu können, kann man sich aneignen und trainieren, sie kommt nicht von alleine. Ist man offen für neue Erfahrungen, so erschließt man sich den Zugang zu immer neuen genussvollen Bereichen.

7. Genuss ist alltäglich

Jeder kennt eine Reihe von Alltäglichkeiten, die er als genussvoll erlebt. Unser Alltag bietet eine Vielfalt von Genussmomenten, wir müssen sie nur entdecken und sie mit einer Selbstverständlichkeit stattfinden lassen wie regelmäßiges Zähneputzen. Wir müssen Sie uns täglich zugestehen! Das ist auch in Bezug auf die Gesundheit ebenso wichtig wie Zähneputzen, sollte aber mehr als drei Mal täglich stattfinden. Nicht nur das Außergewöhnliche als Genuss zu sehen, sondern über jeden Tag Genussmomente zu streuen, ist das Ziel des Genusstrainings. Es geht nicht darum, ständig zu konsumieren, sondern darum, nicht-materielles Genussvolles im Alltag aufzusuchen.

Sich einmal im Jahr, für rund vierzehn Tage, einen tollen Urlaub zu gönnen, kann schon genussvoll sein. Aber was ist mit den restlichen 350 Tagen im Jahr? Auch wenn Sie öfter Urlaub machen, wird noch immer eine dreistellige Zahl überbleiben. 365 Tage im Jahr stehen Ihnen für mindestens 1095 Genussmomente zu Verfügung, auch wenn Sie sich nur an die Vorgabe von drei Mal täglich, wie beim Zähneputzen, halten. Seien Sie daher kein Genussverschwender! Entwickeln Sie sich zum vorfreuenden Genussmenschen. „Ein Genießer", so beschreiben Lutz und Sundheim (2002), „arrangiert sich daher weitgehend selber eine Genusssituation, er pflegt den Umgang mit seinem Genussobjekt, er verlässt sich nicht auf irgendwie geartete Botschaften, sondern exploriert, probiert, wählt aus, verfeinert etc. Außerordentliche Ereignisse des Lebens und schöne Produkte sind zwar willkommene Anlässe, sie sind aber keine Notwendigkeiten zum Genießen. Denn: Genuss sollte alltäglich sein."

8. Askese kann Genuss erhöhen

» *Wer will genießen, muss Schweiß vergießen.* «

[Hesiodos, griechischer Epiker]

Askese betrifft auch die Momente des Bedürfnisaufschubs. Es handelt sich um eine Zeitspanne, in der man Anstrengung verspürt und auf die ein angenehmes, genussvolles Ereignis folgt. Eine für einen bestimmten Zeitraum selbst gewählte Enthaltsamkeit, ein Hinauszögern der

Befriedigung eines Bedürfnisses, das ist mit Askese gemeint. Enthaltsamkeit und Zurückhaltung, also ein reflexiver Umgang mit Verlangen, ist aus biologischer und psychologischer Sicht sinnvoll, da es vor Sättigung, Ermüdung und Abstumpfung der Sinne schützt. In kulturspezifischen Gepflogenheiten und Ritualen erkennt man eine gesunde Art von Bedürfnisaufschub, die zur Erhöhung des nachfolgenden Genusses beiträgt. Das Tischdecken, das Anrichten der verschiedenen Tagesmahlzeiten, das Überziehen des Bettes, das Vorbereiten eines Bades, das Zubereiten von Kaffee oder Tee, das Tragen von Reizwäsche, das Herrichten des Lieblingsplatzes, um dort etwas Genussvolles zu tun, sind einige solcher „Zeremonien“. Man könnte auch sagen, in einem Zeitraum, in dem ich Vorfreude auf etwas zu Erwartendes verspüre, befinde ich mich in Askese. Der Begriff Vorfreude darf aber nicht darüber hinwegtäuschen, dass ich in dieser Zeit des Verzichts und der Zurückhaltung auch Anstrengung empfinde. Das kann sowohl körperliche als auch emotionale Anstrengung bei Aufschieben eines Bedürfnisses sein, wie auch schon im Kapitel „Vorfreude, Wohlbefinden und Askese“ ausgeführt.

So kann nach einer körperlichen Anstrengung manches Genusserlebnis intensiver sein. Die Dusche, das Getränk, eine Massage, das Sofa, der Liegestuhl oder auch nur der Zeiger der Uhr, der das baldige Ende einer Anstrengung anzeigt, können zu einem Genussobjekt werden. Ein Spaziergang in der Kälte wird den Genuss eines wohlschmeckenden heißen Tees erhöhen, ein heißer Sommertag wiederum den Genuss eines Eistees. Enthalte ich mich vormittags kleiner Naschereien, so kann die Vorfreude auf eine Nachspeise schon Genuss sein und die Nachspeise selbst ist dann eine wahre Gaumenfreude.

Der Vorteil der sieben sowie der weiteren Genussregel ist, dass man sich nicht angestrengt um deren Einhaltung bemühen muss. Da diese Regeln unabdingbar sind, ergeben sie sich aus dem Genießen selbst, da man selbst erkennt, dass ohne diese das Genießen nur halb so genussvoll ist.

Genussmomente zum Ausborgen

Als die Idee zu diesem Buch geboren wurde, habe ich ein Rundmail an Bekannte geschickt, in dem ich sie um Folgendes bat:

1) Deine/Ihre spontanen Gedanken zu dem Begriff **Genuss**.

2) Deine/Ihre persönlichen **Genussmomente**.

3) Was ist für dich/Sie das **Gegenteil** von **Genuss**.

Ich habe spontane Gedanken zu Genuss von persönlichen Genüssen getrennt gefragt, damit die Möglichkeit besteht, über die eigenen Genüsse Diskretion zu bewahren. Wie Sie lesen werden, brauchte jedoch niemand diesen Freiraum.

Viele unterschiedliche und auch ähnliche Genüsse sammelten sich bald nach diesem Mail in meinem Postfach. Ich gebe sie nun als Anregung zum Nachdenken und vielleicht auch zum Ausborgen in fast unzensierter Form wieder. Damit die Anonymität der GenießerInnen gewahrt bleibt, habe ich die Namen geändert.

Maria

Von: Maria
Gesendet: 21. Juni 2007
An: Handler
Betreff: RE: Genussumfrage

1) Musik hören, (Tag)träumen, Blumen umtopfen (Gartenarbeit), „abschalten" können, essen, trinken, lesen, meditieren, auf der Spitze eines Berges stehen und schreien, ein Vollbad nehmen, „wenn sich harte Arbeit bezahlt macht"
2) Am Morgen gleich nach dem Aufwachen eine Tasse Illy Cafe trinken; ein Werk vollbracht zu haben, mit dem ich vollkommen zufrieden bin; bewusst Musik hören; das Lächeln meines kleinen Neffen (4 Monate), wenn ich mit ihm spiele
3) Askese

Susanne

Von: Susanne
Gesendet: 23. Juni 2007
An: Handler
Betreff: AW: Genussumfrage

1) intensives Erleben einer schönen Situation ohne Zeitdruck
2) die ersten Sonnenstrahlen im Frühling inkl. Vogelgezwitscher, das Schmelzen von einer köstlichen Schokolade oder sonstigen Nascherei, einfach mit der Seele baumeln, auf meinem Motorrad bei schönem Wetter durch eine idyllische Landschaft fahren
3) Ekel, Stress, Ärger

Gertrude

Von: Getrude
Gesendet: 23. Juni 2007
An: Handler
Betreff: RE: Genussumfrage

1) + 2) Genuss bedeutet für mich, Zeit für mich alleine zu haben, was Gutes zum Essen zu haben und so lange schlafen zu können, wie ich will. Genuss ist also alles, was ich selbst bestimmen kann und wo mir kein anderer dazwischen redet.

3) Das Gegenteil von Genuss ist für mich, wenn ich irgendein Verhalten zeigen muss um jemanden zufrieden zu stellen oder wenn ich etwas essen muss, das mir nicht schmeckt. Oder in der Arbeit sein zu müssen, wo fast jeder nervt und der Wille und die Meinung von jungen Menschen, wie mir, nicht zählt.

Jaquline

Von: Jaquline
Gesendet: 23. Juni 2007
An: Handler
Betreff: FW: Genussumfrage

1) Schokolade, etwas Schmelzendes im Mund, Augen schließen, alle Bewegungen verlangsamen und – hmmmmmm! Ein hohes Maß an Achtsamkeit. Genuss hat mit zeitlicher Begrenzung zu tun.

2) Wie oben schon angedeutet: Schokolade langsam im Mund zergehen lassen. Nach körperlicher Anstrengung ins Bett legen, der erste Schluck Kaffee in der Früh, nach einem anstrengenden Tag ins Bett legen und den Fernseher aufdrehen

3) Das Gegenteil von Genuss ist komischerweise nicht Ekel oder Grausen, wie ich zuerst dachte, sondern etwas zu tun, ohne wirklich zu merken, dass man es tut. Klingt irgendwie komisch, z. B. Schokolade in sich hineinstopfen und dabei gar nicht die Aufmerksamkeit haben, es zu tun.

Ps.: Ich gehe jetzt mit Genuss ins Bett!

Hans

Von: Hans
Gesendet: 24. Juni 2007
An: Handler
Betreff: RE: Genussumfrage

1) Essen und Trinken
2) Während dem Essen und Trinken.
3) Schlechtes Essen und Trinken

Jasmin

Von: Jasmin
Gesendet: 24. Juni 2007
An: Handler
Betreff: RE: Genussumfrage

Was für eine schöne Umfrage, es ist ein Muss, sich dafür viel Zeit zu nehmen! Das gehört schon als erster Punkt zum Genuss.
3) Ekel, Hektik, Stress, ungewolltes Multi-tasking
2) **In der Nacht**

- Sich in ein frisch bezogenes, gut duftendes Bett zu legen.
- Ein gutes Buch im Bett lesen.
- Besonders genussvoll ist es, wenn dabei Regentropfen ans Fenster klopfen.
- Ein Hörbuch als „Betthupferl" (im Dunkeln) anhören, das sich per Timer selbst abschaltet.

Wasser

- Regen im Allgemeinen.
- Das beruhigende Geräusch von Regen und der gute Geruch der Erde davon.
- Das Baden mit Lush-„Spielzeug", das so schön bunt ist, lustig aussieht und toll riecht.
- In der Badewanne hinsetzen/auf den Boden kauern und das heiße Wasser von ganz oben aus dem Duschkopf runterrieseln lassen wie Regen (ganz lange, bis die ersten Anzeichen von Schwimmflossen da sind).

- Zum Einschlafen/Beruhigen: Aufnahmen von diversen Gewässern (Bäche, Flüsse, Wasserfälle, Meeresrauschen) anhören.
- Den Zimmerbrunnen anhören/betrachten.
- In der Nähe eines Gewässers oder auch drin sein (Bach, Fluss, Meer, Aquarium) – zuhören und betrachten oder entlang eines Gewässers spazieren gehen.
- Dampfbad
- Beim oder im Meer sein! Den Meeresgeruch einsaugen, im Sand herumstiefeln, nach Muscheln suchen, Krebse/Krabben beobachten, Strandspiele spielen, Rätsel lösen, im Schatten liegen, die Zehen im Sand eingraben, den Kindern neidisch beim Sandburgenbauen zusehen, viele Bücher lesen, Comics zeichnen, Musik hören; in den Wellen herumtoben, blödeln, angeregte Gespräche führen, …

Essen

In der Früh ist mein derzeitiger Favorit: Schwarztee mit Weißtee, gesüßt mit ein bisschen tasmanischem Blütenhonig

Tiere

- Meinen Kater streicheln, besonders, wenn er gerade schläft oder geschlafen hat, da ist er nämlich noch weicher und wärmer als sonst und riecht auch besser.
- Den Kater neben mich auf den Schreibtisch setzen, während ich korrigiere, damit er mich anschnurrt.
- In den Zoo gehen und dort gemeinsam mit Anderen Tiere beobachten.
- Aquarien/Terrarien stundenlang anstarren.

- Samen ansetzen und einsetzen, alte Verpackungen zu Gewächshauschen und Pflanzenstuben umbasteln, Kokohum präparieren, Samen in Perlitesäckchen beschriften, Pflanzen beim Wachsen beobachten, im Internet darüber recherchieren.
- Mit anderen Menschen gute Gespräche führen, blödeln und dabei auch noch etwas Gutes essen.
- Spielen, egal ob mit Kindern oder Erwachsenen!
- In der Bücherei entspannen, wo ich Angenehmes mit dem Nützlichen verbinden kann (es gibt viele Bücher, ist ruhig und alleine bin ich auch nicht).
- Mit FreundInnen bummeln oder alleine einkaufen gehen.

Franz

Von: Franz
Gesendet: 25. Juni 2007
An: Handler
Betreff: RE: Genussumfrage

1) + 2) Nach drei Stunden am PC, in denen ich gedanklich durch einen Wald gewandert bin, in der Tat aber einen Artikel über Naturwege fabriziert habe (mit dem Ergebnis, dass meine Nackenmuskeln steinhart sind und ein Nerv eingeklemmt sein dürfte), ist es mir jetzt ein Genuss, mich einfach hinzulegen, PC und Telefon auszuschalten, die Augen zu schließen und dem Regen zu lauschen, das ist mein heutiger Genuss.
3) Das Gegenteil: etwas unbedingt haben oder erreichen zu wollen und sich dabei zu verkrampfen.

Veronika

Von: Veronika
Gesendet: 25. Juni 2007
An: Handler
Betreff: RE: Genussumfrage

1) Glücksgefühl der Sinne
2) Die Möglichkeit zum ungestörten Auskosten einer sinnlichen Wahrnehmung, z. B. einer zärtlichen Berührung meiner Haut, einer delikaten Speise, einer Melodie oder eines Bildes, die in mir positive, zufriedene Glücksgefühle auslöst.
3) Enttäuschung oder das Auskosten derselben sinnlichen Wahrnehmungen, die jedoch kein positives, sondern ein negatives Gefühl in mir auslösen.

Manfred

Von: Manfred
Gesendet: 26. Juni 2007
An: Handler
Betreff: AW: Genussumfrage

1) Genuss ist für mich wie das angenehme Gefühl der Sicherheit – und zwar die behutsame Wärme, der mütterliche Schutz, wenn man sich den Sachen hingibt, die man genießt. Es ist ein gegenseitiges Verstehen (ich verstehe mich selbst sowie den Genussauslöser) und ein gegenseitiges Vertrauen (ich weiß, dass ich genießen kann und wie ich Genuss erreiche).
2) Das entschleunigte zur-Straßenbahn-Spazieren, das gute Buch auf der Couch, die Stunden, die ich mit Freunden lachend verbringen kann.
3) Verdruss – nicht nur, weil es sich reimt!

Martina

Von: Martina
Gesendet: 26. Juni 2007
An: Handler
Betreff: RE: Genussumfrage

1) Mir fallen da verschiedene Dinge ein, die Reihenfolge ist zufällig: Wenn ich gerade vor einem Möchtegern-Sir mit Sportwagen in die letzte Parklücke geschlüpft bin; wenn ich glaube, mich geirrt zu haben, letztendlich aber mein Plan aufging; bei einer Tasse Tee – wenn ich bemerke, dass ich die Welt um mich herum vergessen habe.
2) Bei Musik, die mir gerade gut tut; bei einer Relaxmassage; wenn ich etwas Schönes günstig erstanden habe; wenn etwas gut gelungen ist; ...
3) Wenn ich großen Hunger habe, viel für ein Essen bezahle und es grauslich schmeckt; wenn ich im Lotto Einsatz verpulvert habe; wenn ich mich vor etwas fürchte, von dem ich weiß, dass es wahrscheinlich eintritt;

Georg

Von: Georg
Gesendet: 27. Juni 2007
An: Handler
Betreff: RE: Genussumfrage

Offensichtlich denke ich bei Genuss meistens an Essen – blöd irgendwie, ist aber so!
1) Ein Bier nach 100 km radeln – es kann aber auch mehr oder weniger sein.
2) Ein Mittagessen im Piemont (italienische Vorspeisen und mindestens drei Gänge Pasta mit entsprechendem Dolce danach) – ein Grappa kann Schlimmstes verhindern
3) Die McDonalds DriveIn-Bude in meiner Nähe bzw. der McDonalds in Rom.

Eva

Von: Eva
Gesendet: 27. Juni 2007
An: Handler
Betreff: AW: Genussumfrage

1) Genuss bedeutet für mich, sich in seinem Körper wohl zu fühlen und genügend Selbstbewusstsein zu haben.
2) Meine persönlichen Genussmomente waren: Als ich viel abgenommen habe, habe ich mich wunderbar gefühlt. Ich war selbstsicher, bin aufgeblüht und habe viel mehr gelacht! Auch meine Kleidung war anders, ich fühlte mich anerkannt, begehrenswert und habe das Leben genossen!
3) Das Gegenteil von Genuss ist es für mich, wenn Menschen (Kollegen) einen auf die Figur „reduzieren" und sich unscheinbar und klein zu fühlen!

Gabi

Von: Gabi
Gesendet: 27. Juni 2007
An: Handler
Betreff: RE: Genussumfrage

1) Genuss ist angenehm, leider habe ich zu wenig Zeit dafür, es sollte öfters sein!

2) gutes Essen, Strand und Meer

3) Stress und Hektik

Nicole

Von: Nicole
Gesendet: 28. Juni 2007
An: Handler
Betreff: AW: Genussumfrage

1) Freude und Ruhe

2) Lachen der Kinder, das morgendliche Entfernen der Zahnspange, der Blick auf den Garten, ...

3) Stress und Pessimismus

Gloria

Von: Gloria
Gesendet: 28. Juni 2007
An: Handler
Betreff: RE: Genussumfrage

1) Schokolade und Rückenmassage

2) Beine hochlegen, eine Zeitschrift lesen, Schokolade essen und/oder eine Rückenmassage bekommen

3) Stress

Beate

Von: Beate
Gesendet: 29. Juni 2007
An: Handler
Betreff: RE: Genussumfrage

1) „Mhm", „seufz", „räkel", schlafen, kuscheln, lesen, essen, Sex (Die Reihenfolge ist spontan, ich habe sie mehrmals umgestellt, damit sie willkürlich und nicht rückschlüssig ist.)

2) Offensichtlich sind meine Gedanken zum Begriff Genuss ziemlich ident mit meinen Genussmomenten, d. h. ich scheine bei Genuss sofort an das zu denken, das ich gerne genieße, also: essen, Sex, lesen, schlafen, kuscheln (wieder in willkürlicher Reihenfolge).

Allerdings kommt Folgendes noch dazu: Sonnenstrahlen auf der Haut genießen, Lachen, mit meinem Kind lachen, frisches Gras riechen (Waldgerüche), Wellenplätschern, Motorradfahren (insbesondere das Spüren der Vibrationen und Kurven fahren), durch eine schöne Landschaft fahren, das erleichternde Gefühl nach dem Autoverkauf, interessante Gespräche führen, die Farbe Blau wo und in welcher Nuance auch immer sie mein Auge erfreut, Gehirn anstrengen, den Geruch der Wohnung wenn sie frisch geputzt ist, das angenehme Gefühl nach körperlicher Anstrengung und vieles mehr!

ad 3) ungeliebte Pflicht

Verena

Von: Verena
Gesendet: 29. Juni 2007
An: Handler
Betreff: RE: Genussumfrage

1) Fülle, Reichtum, Überfluss, Befriedigung

2) Wattwandern, Massage erhalten, gutes Buch lesen, ganz laut Rammstein auf der Autobahn hören und mitgröhlen, ...

3) Um 6:45 an einem Montagmorgen beim Aus-dem-Haus-gehen von einer Taube angekackt zu werden (ist erst gestern geschehen, der Tag war für mich gelaufen), Beschneidung meiner Freiheit, Einengung durch Zwangs-

beglückungen (z. B. Firmenweihnachtsfeiern), Druck/Stress von „außen", Geldnöte, ...

Dietmar

Von: Dietmar
Gesendet: 29. Juni 2007
An: Handler
Betreff: AW: Genussumfrage

1) Selbstgekochtes Essen, mit dem Fahrrad durch die Landschaft fahren, übers weite Meer blicken, etwas Schaffen oder Schöpfen, ein Glas Bier, Zeit für mich selber nehmen, mit meiner Tochter spielen, kreative Entfaltung
2) Urlaub, Abendessen, Abendspaziergang, Meditation
3) Drängen in der Menschenmasse, Jammern und Raunzen, Streiten, Autofahren

Anita

Von: Anita
Gesendet: 30. Juni 2007
An: Handler
Betreff: RE: Genussumfrage

1) Lebensfreude, bewusst leben, sich etwas gönnen, Ruhe
2) gutes Essen, guter Wein, ein Wellness-Wochenende, Erdbeerbowle beim Heurigen an einem schönen Sommerabend in angenehmer Runde, eine Dusche am Abend mit einem besonderen Duschbad, in der Badewanne mit einem Freizeit-Magazin zu liegen
3) Stress, Streit, Ärger, Zeitdruck, Lärm

Anton

Von: Anton
Gesendet: 30. Juni 2007
An: Handler
Betreff: RE: Genussumfrage

1)+2) schöne Momente mit der Familie und/oder Freunden zu verbringen, ein gutes Essen mit meinen Liebsten und/oder Freunden
3) Stress und wenig bis gar keine Freizeit zu haben

Kathrin

Von: Kathrin
Gesendet: 1. Juli 2007
An: Handler
Betreff: RE: Genussumfrage

1) Alles, was besser ist, als das Übliche.
2) Sind nicht vorhersehbar
3) Erdulden

Yvonne

Von: Yvonne
Gesendet: 1. Juli 2007
An: Handler
Betreff: RE: Genussumfrage

1) etwas Schönes; etwas, das gut tut; sich verwöhnen; sich im Inneren entspannen; sich lieb haben; auf sich hören – und das alles ganz bewusst erleben
2) Beim Sport schwitzen und sich ganz intensiv spüren und alle Muskeln fühlen, bei 30 Grad am See liegen und sich vom Wasser treiben lassen, mit meiner besten Freundin so richtig loslachen, das Magazin „Woman" am Freitag kaufen, mich in mein Lieblingscafé setzen, Café Latte trinken und lesen, zu cooler Musik tanzen und so richtig ausgelassen sein.

3) Etwas unter Stress tun müssen, beurteilt zu werden, beobachtet zu werden, während man etwas macht und dabei eigentlich Ruhe haben will, keine Zeit haben, wenn etwas einfach nur nebenbei passiert.

Karin

Von: Karin
Gesendet: 1. Juli 2007
An: Handler
Betreff: RE: Genussumfrage

1) Kaffee und Essen
2) In der Früh mein Nespresso und hin und wieder auch am Abend.
3) Stress

Margarethe

Von: Margarethe
Gesendet: 1. Juli 2007
An: Handler
Betreff: RE: Genussumfrage

1) Entspannung, sich Gutes tun, Zeit nehmen, etwas bewusst erleben, Ruhe, mit allen Sinnen wahrnehmen, sich positiv spüren
2) Ein Stück Schokolade oder ein Stück Mehlspeise genießen. Sich in der Natur bewegen (laufen, wandern, Nordic Walken). Die Natur genießen und bewusst wahrnehmen (Berge, Seen, im Urlaub das Meer oder auch am Morgen beim täglichen Gang zur U-Bahn). Mit Freunden Essen gehen oder sich auf einen Kaffee treffen. Mit meiner Familie einen entspannten Abend oder freien Tag verbringen. Ein gutes Buch lesen. Ein warmes Bad nehmen und dabei einen guten Tee trinken. Einen schönen Film anschauen.
3) Hast, Hetze, Eile, keine Zeit, Stress, Angst

Julia

Von: Julia
Gesendet: 2. Juli 2007
An: Handler
Betreff: RE: Genussumfrage

1) Etwas Positives, mit dem man nicht aufhören will bzw. das nicht aufhören soll.
2) Minutenlang an einem guten Geruch (Parfüm) riechen, unzählige Male die selbe Stelle in einem Lied anhören (weil sie so schön ist), am Wochenende beim Aufwachen denken können: „in der Küche gibts noch Raffaello, die werde ich jetzt frühstücken", beim Aufwachen noch lange in der letzten Traumszene bleiben und alle Empfindungen weitergenießen, „Stille hören", Nichts tun und nachdenken (oder auch nicht), einen wunderschönen Sonnenaufgang in der Früh im Bus (wenn ich zur Arbeit fahre) zu sehen, wunderschöner Sonnenuntergang am Abend (wenn ich Heim komme), wenn ich ganz knapp bei einem Vogel stehen bleiben darf und er mich längere Zeit neugierig ansieht (und ich ihn auch), im Galopp auf einem Pferd am Strand entlang zischen und dann nur ein kurzes, leises „woh" sagen und das Pferd hört sofort darauf und wird langsamer, wenn ich mich an tolle Situationen erinnere, richtig darin versinke und fast noch mal alles wieder „spüren" kann, wenn ich am Synthesizer die Knöpfe drehe und immer schönere Töne herauskommen, warme Badewanne (in der Früh und am Abend), in den Öffis mit einem mir fremden Menschen ein nettes Gespräch zu führen, in den Öffis jemanden freundlich ansehen und lächeln, viel schlafen und träumen, super ausgeschlafen sein, die Vorfreude auf irgendetwas, das ich heute oder in Zukunft machen werde, ...
3) Gefühle der Unbehaglichkeit (im schlimmsten Fall: Schmerzen)

Karoline

Von: Karoline
Gesendet: 2. Juli 2007
An: Handler
Betreff: RE: Genussumfrage

1) Essen, Sex, Urlaub, Natur
2) Ein Park mit Teich, Herbstlaub, Sonnenschein, Frühling
3) Stress, Krankheit, Arbeit

Anja

Von: Anja
Gesendet: 2. Juli 2007
An: Handler
Betreff: RE: Genussumfrage

1) Zeit, Ruhe, Gelassenheit, Sinnlichkeit, loslassen können
2) Freizeit mit Freunden, ein gutes und schönes Abendessen in Gesellschaft, ein gutes Buch und keine Kinder zu Hause sowie dazu ein Häferl Kaffee; etwas, das gelungen ist (egal ob beruflich oder privat)
3) Ekel, Äger, Unruhe

Daniela

Von: Daniela
Gesendet: 3. Juli 2007
An: Handler
Betreff: AW: Genussumfrage

1) Ruhe
2) alleine sein
3) viele Menschen, Lärm, Unruhe

Jochen

Von: Jochen
Gesendet: 4. Juli 2007
An: Handler
Betreff: RE: Genussumfrage

Vorweg: Die spontansten (1.) und persönlichsten (2.) Gedanken bzw. Momente sind (auch) sexueller Natur – diese fehlen in den folgenden Ausführungen. Ansonsten:
1) Ich habe mir schon öfters theoretisch (alleine oder zu zweit oder mit mehreren) das perfekte Wochenende ausgetüftelt: Vom super Konzert am Freitag über ein tolles Essen am Samstag bis zum Ausflug am Sonntag inkl.

Schlafen, Lesen, etc. Es braucht also nicht Mega-Events, diese können schon auch dabei sein, aber die eigentliche Genusskunst steckt in den Details. Ein Mangel an Genussfähigkeit hat oft mit passivem Erwarten von zu viel „Überdrüber" zu tun. Genuss ist etwas, wofür man sich meist selbst die Umgebung und die Umstände schaffen muss, selbst wenn der Genuss dann auch spontan zustande kommt (z. B. das ewige „Arbeiten" in und an der Beziehung).
2) Dazu fallen mir dann doch die eher größeren Ereignisse ein, die zu euphorischen, genussvollen Phasen (nicht um Momente im eigentlichen Wortsinn) geführt haben: die letzte Diplomprüfung geschafft, der Wiener Sportclub (= Fußballverein) ist nach langer, turbulenter Zeit Meister geworden und steigt auf und meine erste Großglocknerfahrt mit dem Rad.
3) Stress – in verschiedensten Ausprägungen

Andrea

Von: Andrea
Gesendet: 4. Juli 2007
An: Handler
Betreff: RE: Genussumfrage

1) Für mich hat Genuss sehr viel mit Bewusstsein zu tun – kleine Momente bewusst wahrnehmen zu können. Die ersten Frühlingssonnenstrahlen zu spüren, wenn mich meine Kinder umarmen, die ersten Erdbeeren im Jahr, ein gutes Gespräch mit Freunden usw.
2) Kleine, kurze, manchmal auch alltägliche Momente, in denen man spürt, wie schön das Leben ist.
3) Alle negativen Gefühlszustände wie Angst, Verzweiflung oder auch Schmerzen. Davon abgesehen fällt unter das Gegenteil von Genuss, wenn der „graue Alltagsbrei" das bewusste Wahrnehmen oben beschriebener Situationen nicht mehr zulässt und es nur noch darum geht, zu funktionieren. Ich denke, man ist größtenteils selbst dafür verantwortlich, ob man diese schönen, kleinen Dinge bewusst wahrnimmt und sich an ihnen erfreut.

Anna

Von: Anna
Gesendet: 4. Juli 2007
An: Handler
Betreff: RE: Genussumfrage

1) Positiv, Wohlbefinden, schöne Momente, Genießen, gut, Essen schmecken, Lust, Ruhe, langsam, Stille, sich auf etwas einlassen, „fallen lassen", …
2) In der Sonne liegen und die Wärme genießen, ein gutes Essen auf das ich mich freue und dann genieße, weil ich hungrig bin. Wenn ich beim Klettern mein Ziel erreicht habe, der Genuss etwas geschafft zu haben das leicht über meine Grenzen geht und danach die Bewunderung der Landschaft. Ruhe, beim Aufwachen die Vögel zwitschern hören, ein angenehmes Gespräch das mich erstrahlen lässt, Entspannung, Spaß, Massagen. Wenn es mir gut geht, genieße ich, weil ich weiß der nächste Stress kommt bald wieder. Ich genieße Momente in denen ich Stolz auf mich bin, wieder etwas geschafft zu haben, (z. B. eine Prüfung). Der Genuss in einer Ausbildung zu sein, die zwar viel Energie kostet, für mich jedoch Bedeutung hat. Interesse für andere bzw. natürlich auch Interesse von anderen zu bekommen. Selbstbewusstsein, mich schön zu fühlen, mich sexy zu fühlen, Anerkennung, kurze Momente in denen ich das Gefühl habe, gemocht zu werden. Im allgemeinen denke ich, dass ich jedes Mal genieße bzw. Genuss empfinde, wenn ich in Harmonie mit mir bin (Zufriedenheit mit meinem Leben, Körper, Leistungen). Ich denke, das ist für mich persönlich das wichtigste Kriterium um eine Situation (da ist es dann nicht genau definiert, welche es ist) vollkommen auskosten (genießen) zu können.
3) Extrembeispiele: Frust, Sucht, Unausgeglichenheit, Probleme, Ärger, Stress, Unwohlssein, keine Zeit nehmen, Geldprobleme, Streit, Aggressionen. Wenn diese negativen Gefühle nicht überwiegen, ist es einfacher wieder Genussmomente zu realisieren. Schlechte Momente sind aber auch wichtig, um sich wieder auf Genussmomente zu freuen, wenn man immer nur genießt, dann verliert es an Wirkung.

In der Genusseinstimmung suchte ich nach dem Gegenteil von Genuss und fand keinen passenden Begriff, da Askese zu Genuss gehört und nicht das Gegenteil darstellt. In dieser Umfrage zeichnet sich ab, dass der Begriff Stress sehr oft als Genussgegensatz genannt wird. Wie würden Sie nun, bald am Ende des Buchs angelangt, den Gegenbegriff zu Genuss benennen?

Um sich verschiedene Möglichkeiten des Alltagsgenusses wieder ins Gedächtnis zu rufen und zu erkennen, was für Sie persönlich so gar kein Genuss ist, finden Sie hier eine Checkliste für Momente des Genusses oder Glücksgefühls.

Genussmomente:

Sollten Sie noch auf der Suche nach Genuss-Situationen sein, nehmen Sie sich etwas Zeit, um herauszufinden, welche der genannten Momente Ihre Sinne anregen und für Ihre alltäglichen Genussnischen bedeutsam sein können. Bewerten Sie folgende Augenblicke von 0 (macht mir keine Freude) bis 100 (macht mich glücklich, ist genussvoll):	
Ruhe und Zeit für ein Buch	
ein frisch bezogenes Bett	
mit einem Freund/einer Freundin plaudern oder Gedanken auszutauschen	
nach 10 Jahren wieder Schlittschuh laufen und spüren, dass man es immer noch kann	
jemandem eine Freude machen	
nach einem anstrengenden Tag nach Hause kommen und nicht mehr weg müssen	
ein Spaziergang durch einen verschneiten Wald	
nach einem Spaziergang durch beißende Kälte warmen Tee oder Kakao trinken	
den Videorecorder programmieren und feststellen, er hat wirklich aufgenommen	
sich Zeit nehmen, die Zeitung von vorne bis hinten durchzulesen	
in einem Kaffeehaus sitzen und Kaffee oder Tee trinken	
durch einen schönen Morgen zur Arbeit gehen oder radeln	
ein liebevoll angerichtetes Frühstück mit allem Drum und Dran	
der Geruch von frischem Brot und Gebäck	
Tomaten essen, die nach Tomaten schmecken	
selbst gepflückte Äpfel, Kirschen, Erdbeeren, ...	
Tanzen bis zum Umfallen	
Picknick an einem schönen Plätzchen in der Natur	
durchs Herbstlaub gehen	

an einem heißen Tag ins kühle Nass eintauchen	
eine frische Blume auf dem Tisch	
alte Fotos ansehen	
die Erschöpfung nach dem Sport	
„Füße auf den Tisch legen" nach getaner Arbeit	
Seife, Lotion, Creme oder ein Parfüm zu riechen, während ich es mir auftrage	
frisch gepresster Orangensaft (Obstsaft)	
die Sonne auf dem Bauch/Körper spüren	
frische sonnengereifte tiefrote Erdbeeren (mit Schlagobers)	
der Blick auf das Ergebnis meiner Arbeit, am Ende eines Tages	
Märchen aus Kindertagen wieder lesen	
dem Rauschen eines Wasserfalls, des Meeres oder eines Bachs lauschen	
aus voller Brust heraus singen (beim Autofahren, zu Hause, beim Arbeiten, ...)	
das Prickeln auf der Haut nach einem Bad im Pool oder Meer	
zum ersten Mal ein Musikstück wiedergeben können (Instrument oder Gesang)	
im Frühjahr zum ersten Mal wieder im Freien sitzen können	
Sonne, die nach einer Bewölkung aus den Wolken hervorbricht	
Tiere die ich mag beobachten	
nach 498 erklommenen Stufen an der Turmspitze ankommen	
nach dem Bad in einen kuscheligen Frotteemantel schlüpfen	
Zuckerwatte auf dem Christkindlmarkt oder im Prater	
ein Nachmittag in der Hängematte oder im Liegestuhl	
nach einem heißen Tag sich völlig verschwitzt unter die Dusche zu stellen	
20 Minuten Mittagsschlaf	
der Duft von blühendem Flieder oder anderen blühenden Sträuchern und Bäumen	
ein Rubbellos abrubbeln	
private Post öffnen oder verschicken	
der Geruch von frisch gemähtem Gras und/oder frischem Heu	
einen Wunschzettel schreiben	
die Erleichterung, eine Angstsituation bewusst durchgestanden zu haben	
strahlender Sonnenschein am Morgen, trotz schlechter Wettervorhersage	
nach langem Zögern endlich jemandem die Meinung sagen	
das Versinken in Musik	
Barfuß gehen	
mit Geschwistern oder Freunden alte Jugenderinnerungen austauschen	
im (Schani-)Garten mit lieben Menschen sitzen	
Jemanden streicheln und/oder von jemandem gestreichelt werden	
laue Sommernächte	
der Geruch nach einem Sommergewitter	
(alleine) durch die Stadt bummeln	

herzlich lachen können	
U-Bahn/Bus/Straßenbahn doch noch knapp vorm Wegfahren erreichen	
ein Freitagabend vor einem entspannenden Wochenende	
der erste Schluck eines Getränks nach einem längeren Durstgefühl	
Blumen und Grünpflanzen gießen oder im Garten zu arbeiten	
Sternenhimmel anschauen	
mit dem Hund spazieren gehen	
Blick durch ein frisch geputztes Fenster	
feststellen, dass es noch viel mehr kleine und große Genüsse gibt	
...	

In sieben lasterhaften Schritten zum Genuss – ein Programm

Die Sieben – eine mystische Zahl? Sieben Wochentage, die sieben Zwerge hinter den sieben Bergen, „sieben auf einen Streich", Siebenschläfer, James Bond 007, „seine sieben Sachen packen", Siebenmeilenstiefel, die Glorreichen Sieben, etc. Man fühlt sich wie im siebenten Himmel und Sieben wird auch häufig als Lieblingszahl genannt. Aus dem Bereich der Kognitionspsychologie weiß man, dass das Auffassungsvermögen von Erwachsenen bei sieben Objekten liegt. Testpersonen, die eine größere Anzahl von Gegenständen einen kurzen Augenblick über ansehen und sich merken sollen, erreichen bei bis zu sieben Objekten eine Trefferquote von nahezu 100 %. Bei mehr Objekten sinkt die Merkfähigkeit schlagartig. Hat deshalb die traditionell christlich-abendländische Religion sieben Hauptlaster postuliert, damit sie sich der Mensch auch merkt?

Erstmals dokumentiert von einem griechischen Theologen um 400 vor Christi wurden sie als die acht Todsünden und bösen Leidenschaften (Völlerei, Wolllust, Habgier, Traurigkeit, Zorn, geistige Faulheit, Ruhmsucht und Stolz) bezeichnet. Papst Gregor I. revidierte diese Fassung, machte sieben Laster daraus und unterteilte diese in fünf geistliche (Superbia/Hochmut, Ira/Zorn, Invidia/Neid, Avaritia/Geiz, Acedia/Faulheit) und zwei fleischliche Sünden (Gula/Völlerei, Luxuria/Wollust).

Ich lade Sie nun ein, in dem Programm der sieben lasterhaften Schritte die „bösen" Leidenschaften mit Inbrunst zu Gelüsten und Freuden umzuformen. Leidenschaft wird ja auch als eine das Gemüt völlig ergreifende Emotion beschrieben. Widmen Sie jeder Leidenschaft einen Tag einer Woche. Wozu haben wir denn sonst genau sieben Wochentage?

Ich möchte damit beginnen, diesen sieben „bösen" Begriffen gute und angenehme Konnotationen zuzuordnen. Dabei berufe ich mich wieder auf die Aussage von Paracelus „Die Menge macht das Gift" und serviere diese negativ besetzten Begriffe in genießbaren Portionen.

Stolz

Ich bin stolz auf mich, weil ich etwas geschafft habe.

Ich möchte hoch hinaus.

Ich bin stolz, weil ich etwas gut kann.

Ich bin mutig.

Ich mag mich.

Ich traue mir etwas zu.

Ich kann egoistisch sein.

Ich habe Selbstvertrauen.

Ich kann Herausforderungen annehmen.

Ich weiß was ich will.

Ich kann meine Meinung vertreten.

Begriffe wie Selbstsicherheit, Selbstachtung, Selbstwert, Selbstfürsorge, soziale Fertigkeiten und Fähigkeiten, Konfliktfähigkeit, Streitkultur, Diskussionsfähigkeit, Erfolgssicherheit, Ich-Bewusstsein, sich seines Werts sicher sein und unbeugsam sein sind hier ebenfalls zuordenbar.

Geiz

Ich kann sparsam sein.

Ich kann genügsam sein.

Ich kann enthaltsam sein.

Ich kann zurückhaltend sein.

Ich kann bescheiden sein.

Ich kann „Nein“ sagen.

Ich kann mich abgrenzen.

Auf meine Bedürfnisse achten, auf mein Eigentum achten und es pflegen, Kostenbewusstsein, Umweltfreundlichkeit, mit meiner Energie haushalten, Grenzen setzen können – all das zählt für mich zu den genießbaren, gesunden Portionen.

Neid

Bin ich neidisch, wenn ich jemanden beneidenswert finde?

Bin ich neidisch, wenn ich finde, dass jemand sehr glücklich ist oder sehr attraktiv ist?

Wenn ich neidlos zugebe, dass ich jemanden beneidenswert finde, bin ich dann nicht von Neid befallen?

In dem Buch „Die Neidgesellschaft“ von Klaus Bolzano finden Sie zu dieser Thematik beneidenswert viele Denkanstöße!

Etwas bewundern, über das ich selbst nicht verfüge; Anerkennung geben; Sehnsucht nach etwas haben, das andere besitzen; Motivation, etwas zu erreichen und Zielstrebigkeit – das sind meine Vorschläge, was Neid auch beinhalten kann.

Zorn

Ich kann mich wehren.

Ich kann unwillig sein.

Ich kann meinen Ärger zeigen.

Ich kann meine Empörung zeigen.

Ich kann aufbegehren.

Ich kann ergrimmt sein.

Ich kann böse sein.

Ich kann wild sein.

Ich versuche, mich vor Kränkungen zu schützen.

Zorn kann jedoch auch Anteilnahme, Wehrhaftigkeit, Selbstschutz und Gerechtigkeitsgefühl in sich bergen, wie es die Formulierung „gerechter Zorn“ andeutet.

Wollust

Ich kann begehren.

Ich kann unanständig, keck, frivol, dreist, ungehörig, frech oder kess sein.

Ich kann lüstern sein.

Ich kann erotisch sein.

Ich kann wohlig entspannt sein.

Ich kann mich an meinem Körper erfreuen.

Ich kann Sexualität genießen.

Synonyme wie Begierde, Sinnlichkeit, Freude an der Sexualität, Freude am eigenen Körper, Freude am Körper anderer Menschen, seinen Körper mögen, sich fallen lassen können, dem/der PartnerIn Vertrauen können, Erotik, Körperwahrnehmung, Körperbewusstsein und entspannen können Wollust zu etwas Positiven machen.

Jedoch ist es ein sehr sensibler Bereich, in dem Menschen oft Hemmungen und Probleme haben. Es bestehen im Bereich der Sexualität und Körperlichkeit oft auch ein hoher Leistungsanspruch und daraus resultierende Versagensgefühle.

Maßlosigkeit

Ich kann gelöst, locker und frei sein.

Ich kann ungehemmt, ungestüm oder ungeniert sein.

Ich kann impulsiv sein.

Ich kann hemmungslos lachen.

Ich kann mich wild und zwanglos fühlen.

Ich kann mich meinen Interessen exzessiv hingeben.

Ich kann leidenschaftlich sein.

Ich kann stark sein.

Maßlosigkeit oder Unmäßigkeit und Völlerei werden in einem Atemzug genannt. Völlern setzt aber voraus, dass man Genießen kann, einen feinen Geschmackssinn hat, Appetit hat, Feinschmecker ist, sich fallen lassen und entspannt sein kann.

Faulheit

Ich kann faulenzen.

Ich kann Pausen machen.

Ich kann rasten und ruhen.

Ich kann gelassen sein.

Ich kann untätig sein.

Ich kann nichts tun (und das auch genießen).

Ich kann feiern.

Ich kann bummeln und trödeln.

Ich kann es mir bequem machen.

Ich kann abschalten.

Müßiggang, Mußezeit, Pause, Rast, Nichts tun, Beschaulichkeit, Freizeit, Ruhe, Entspannung, Akzeptanz, über etwas hinwegsehen, Tagträumen, abgrenzen können, Gelassenheit, Dolcefarniente – all das sind aus arbeitspsychologischer wie gesundheitspsychologischer Sicht präventive Maßnahmen, um Erschöpfung und Burnout zu vermeiden. Wenn Faulheit eine Sünde wäre, dann wäre Fleiß eine ebenso gefährliche Last.

Stolz – Tag des Selbstvertrauens

» *Der höchste Genuss besteht in der Zufriedenheit mit sich selbst.* «

[J.-J. Rousseau (1762)]

Beginnen Sie den Tag damit, sich an eine Situation oder Begebenheit zu erinnern, in der Sie das Gefühl hatten, etwas gut gemacht zu haben. Das kann etwas Klitzekleines, Mittlelgroßes, Großes oder Riesengroßes gewesen sein. Es kann in Ihrer Kindheit, Jugend oder im Erwachsenenalter geschehen sein. Es kann etwas sein, das nur einmal oder selten passierte. Es kann etwas sein, das Sie wiederholt machen. Es kann etwas sein, das für Sie selbstverständlich erscheint, aber eigentlich etwas Besonderes ist. Fragen Sie doch mal jemanden, dem Sie vertrauen, nach einem „Fremdbild". Lassen Sie sich vom anderen beschreiben, mit Eigenschaften, Verhaltensweisen, Fähigkeiten, Fertigkeiten und Besonderheiten. Es kann sein, dass Sie überrascht sind, da Ihr „Selbstbild" etwas anders ist und Sie Besonderheiten an sich nicht sehen.

Vielleicht zählen Sie zu jenen AutofahrerInnen, die andere einordnen lassen, Fußgänger auch ohne Zebrastreifen queren lassen oder auch früh morgens freundlich und höflich sind, obwohl Sie eigentlich ein Morgenmuffel sind. Oder Sie haben nach langem Ringen jemandem Ihre Meinung gesagt? Sie hatten eine gute Idee. Sie haben etwas Unangenehmes hinter sich gebracht, Probleme gelöst oder waren mutig? Sie managen tagtäglich den Familienalltag? Sie sind an der Welt und was darauf passiert interessiert? Sie trennen Müll? Sie sind gerecht? Sie können lachen? Ich könnte Ihnen an dieser Stelle so viele Vorschläge machen, dass ein eigenes Buch damit zu füllen wäre, aber ich habe das Vertrauen, dass Ihnen selbst noch genügend andere Dinge einfallen.

Wie fühlt es sich an, wenn man etwas geschafft hat, gut kann und es tut? Sich selbst auf die Schulter klopft und erkennt, dass man sich selbst vertrauen kann? Genießen Sie dieses Gefühl so richtig! Räkeln Sie sich darin und baden Sie darin ausgiebig.

Im Laufe des Tages versuchen Sie dann, die Energie, die Sie aus diesem Bad des Selbstvertrauens gewonnen haben, mit sich zu tragen und zu zeigen. Lächeln Sie sich selbst hin und wieder zu! Natürlich können Sie auch anderen Menschen zulächeln, aber immer erst, nachdem Sie sich selbst ein Lächeln geschenkt haben.

Möchten Sie andere Menschen mit Stolz infizieren? Dann niesen Sie doch Lob! Wenn Sie sich damit schwer tun, sehen Sie es als Herausforderung. Sie können dann wieder auf etwas stolz sein. Versuchen Sie für ArbeitskollegInnen, FreundInnen, PartnerIn, Ihre Kinder, und für wen auch immer Sie es angebracht finden, Worte der Anerkennung zu sammeln. Sie müssen sie auch nicht nur für sich behalten – Sie können diese Worte sehr wohl den Betreffenden zukommen lassen. Gesprochen, geschrieben, gemailt, gesungen – wählen Sie für sich die genussvollste Form!

Wenn Sie heute ein Symbol für Selbstvertrauen (Mut, Stolz) wählen müssten, was würde das sein – eine Farbe, ein Gebäude, ein Bild, eine Skulptur, eine Landschaft, eine Pflanze oder ein Objekt?

Welcher Duft würde zu Selbstvertrauen passen?

Welches Geräusch, welches Musikstück oder welcher Instrumentenklang?

Wie würden Stolz und Selbstvertrauen wohl schmecken?

Wäre Selbstvertrauen ein Stoff, der Sie umgibt, wäre er fest oder flüssig, aus welchem Material könnte er bestehen? Umschmeichelt er Sie sanft oder ist er raue und feste Materie? Wie fühlt sich dieser Stoff an?

Ich mache Ihnen einen Vorschlag, den Sie annehmen oder ablehnen oder nach Ihrem Ermessen umformen können: Stellen Sie sich vor, Selbstvertrauen, Mut oder Stolz wäre ein Stein.

Wie wäre die Konsistenz des Steines; leicht und porös wie Lava, fest und hart wie Granit oder Marmor, klar und durchscheinend wie Kristall oder Glas oder holzig anmutend oder hätte er eine ganz andere Konsistenz?

Wie wäre die Farbe des Steins?

Wie wären die Form und die Struktur?

Wenn der Stein jetzt in Ihre Hand passen sollte, wie würde es sich anfühlen?

Wenn Sie Genuss daran haben, suchen Sie sich einen Stein des Selbstvertrauens oder Mutes. Lassen Sie sich Zeit damit, suchen Sie bedächtig und achtsam danach. Haben Sie ihn dann gefunden, widmen Sie ihm an jedem Tag des Selbstvertrauens Ihre Aufmerksamkeit und befühlen, betasten und betrachten ihn und beginnen Ihren Tag wie zu Beginn beschrieben. Sie können natürlich auch wieder einen neuen Stein oder ein anderes Objekt suchen, wenn Ihnen danach ist.

Geiz – Tag der Abgrenzung

» *Wenn ich meine Grenzen nicht achte, warum sollten es andere tun?* «

[Helga Schäferling, deutsche Sozialpädagogin]

Gehen Sie in sich und suchen Sie nach dem, was Sie heute gerne machen, erleben würden oder gerne hätten. Sie haben nun ein Bedürfnis erkannt, das heute befriedigt werden soll?

Falls es zur Erfüllung Ihres Bedürfnisses nötig ist, andere Menschen um etwas zu bitten, oder sich die Zeit dafür von anderen Menschen zu erbitten bzw. sich von den Bedürfnissen anderer abgrenzen zu müssen, überlegen Sie für sich, ob Ihnen das schwer fällt. Davon abhängig wählen Sie Punkt a) oder b)!

a) Es fällt Ihnen nicht schwer, weil Sie das eigentlich gut können und regelmäßig tun und so auch Ihre Bedürfnisse häufig befriedigt werden. Versuchen Sie einmal, die Befriedigung des Bedürfnisses aufzuschieben und heute eher als „Tag der Enthaltsamkeit" zu nutzen. Es geht für Sie darum, Askese zu üben und sich dabei zu beobachten, wie es Ihnen damit geht. Wenn Sie die Befriedigung auf einen anderen Tag verschieben, wie geht es Ihnen dann? Können Sie Vorfreude spüren oder nur Unmut? Wie lenken Sie sich ab? Finden Sie andere kleine Genussmomente oder ist das nicht möglich, weil Sie nur mehr an das Eine denken können? Falls es so ist, führen Sie sich nochmals die Kapitel über Achtsamkeit und Akzeptanz zu Gemüte. Trainieren Sie ein bisschen, Genussmomente stellen sich dann auch von selbst ein!

b) Fällt es Ihnen schwer, so überlegen Sie, wie Sie Ihr Bedürfnis kundtun können. Formulieren Sie es als Wunsch oder Fakt – ohne Möglichkeitsform!

„Ich möchte gerne, dass du …"

„Ich wünsche mir heute sehr, dass …"

„Ich werde heute …, dazu brauche ich …"

„Bitte sei …"

Was nicht darin vorkommen soll sind Worte wie „würdest, könntest, vielleicht, unter Umständen". „Könntest du vielleicht unter Umständen ein bisschen …" ruft im Befragten wenig Veranlassung hervor, auf seine eigenen Bedürfnisse zu verzichten, da aufgrund der Formulierung die des anderen ja nicht unbedingt erfüllt werden müssen.

Das erscheint Ihnen unmöglich? Versuchen Sie es, Sie können sich dann am Tag des Selbstvertrauens daran erfreuen! Geizen Sie heute mit Ihrer Zeit, indem Sie solche Formulierungen bewusst für sich selbst nutzen.

Sind es Bedürfnisse, die untertags erfüllt werden können, nehmen Sie sich bewusst Zeit dafür. Sei es auch nur, das WC dann aufzusuchen, wenn es Ihr Körper verlangt und nicht Ihr Kind oder Ihr Vorgesetzter es als günstig erachten. Versuchen Sie, eine Pause zu machen, wenn Sie es als angenehm empfinden. Sind Sie nicht gewohnt, Pausen zu machen, so nehmen Sie sich während des heutigen Tages vor, sechs Sinnespausen zu machen!

Eine Pause wird dem Schauen gewidmet, eine dem Hören, eine dem Schnuppern, eine dem Schmecken und eine dem Tasten und Fühlen. Die Reihenfolge ist natürlich beliebig wählbar! Die Zeit, die Sie sich dafür nehmen, muss nicht unendlich sein, es reichen auch nur ein paar Minuten, wie es in den Genussregeln beschrieben ist. Ihren Geist verwöhnen Sie, indem Sie am Tagesende darüber nachdenken, ob:

- diese Pausen Ihnen Zeit gestohlen haben,
- die Pausen Ihnen gut getan haben,
- ob Sie solche Pausen öfter machen sollten.

Wenn Sie eher daran gewöhnt sind, sich Bedürfnisse sofort zu erfüllen und Ihnen der Bedürfnisaufschub schwer fällt, so versuchen Sie heute, Bedürfnisse etwas aufzuschieben. Wenn Sie das tun, denken Sie jedoch bewusst daran und versuchen Sie aus dieser Enthaltsamkeit eine Vorfreude entstehen zu lassen! Beobachten Sie, wie Sie sich dann fühlen, wenn das Bedürfnis dann endlich befriedigt wird. Wie fühlen Sie sich dabei? Ist es anders als sonst oder empfinden Sie keinen Unterschied dazu, wenn Ihre Bedürfnisse auf der Stelle Erfüllung finden?

Der letzte Punkt für diesen Tag ist, darüber nachzudenken, ob es Gegenstände oder Bereiche gibt, die ich ganz für mich alleine besitzen möchte. Zeit ist übrigens auch ein sehr wichtiger Besitz, wie wir bereits von Momo wissen.

Wird mir dieser Besitzanspruch von jemandem oder etwas anderem streitig gemacht?

Weiß mein Umfeld überhaupt, dass mir dieser Besitzanspruch wichtig ist?

Verzichte ich des Öfteren freiwillig auf meinen Besitzanspruch, obwohl ich das eigentlich nicht will? Was müsste anders sein, damit ich das nicht mache?

Borge ich öfter etwas her, das ich eigentlich nicht herborgen möchte? Was müsste anders sein, damit ich das nicht mache?

Was würde passieren oder was passiert, wenn ich auf meinen Besitzanspruch bestehe?

Möchte ich diesbezüglich etwas ändern oder passt es so, wie es ist?

Verhalten ist veränderbar, wenn ich selbst es verändern will. Erkennt man jedoch, dass man sich trotz zahlreicher Versuche und Strategien im Kreis bewegt, kann ein fachkompetentes, psychotherapeutisches Coaching hilfreich sein.

Neid – Tag der Sehnsucht

» *Wer nichts ersehnt, ist tot.* «

[Lisz Hirn, österreichische Philosophin und Künstlerin]

Sehnsucht steht nicht mit Sucht, sondern mit Suchen in einem Zusammenhang. Ein Mensch sucht das zu finden oder zu erlangen, wonach er sich sehnt. Es gibt kleine und große Sehnsüchte: Kleine Sehnsüchte sind Augenblicke des Seufzens, z.B. „Ach wie schön wäre es jetzt, wenn ...". So sehnt sich der Müde nach einem Bett, der Aktive nach Bewegung und der Sonnenhungrige nach Sonnenschein. Während wir uns nach etwas sehnen ist das auch ein bisschen wie Askese. Meist ist das Gefühl der Sehnsucht mit einer bildlichen Vorstellung, also einer Imagination des Ersehnten verbunden. Versuchen Sie, diese Sehnsuchtsimagination einmal zu Entspannungszwecken zu nutzen. Verwenden Sie die zuvor beschriebenen Sinnespausen dafür!

Größere Sehnsüchte könnten mit Urlaub verbunden sein. Sie wissen z. B., dass Freunde von Ihnen auf Urlaub sind und Sie sehnen sich nun auch schon nach Ihrem Urlaub. Versuchen Sie, sich schöne Momente eines vergangenen Urlaubs vor Augen zu führen. Ist es ein Urlaub in milder Frühlings- oder Herbstwärme, in flimmernd trockener Hitze oder in klirrender Winterkälte? Wonach sehnen Sie sich jetzt? Was würden Sie dort nun tun? Welche Ihrer Sinne wären aktiviert? Wären Sie alleine oder in Gesellschaft? Lassen Sie Ihrer Urlaubssehnsucht freien Lauf!

Sie hatten schon lange keinen Urlaub mehr und es ist auch keiner in Aussicht? Dann suchen Sie sich eine angenehme Situation, die Sie gerne wieder erleben möchten, nach der Sie also Sehnsucht haben und lassen Sie diese Revue passieren. Überlegen Sie dann, was Sie tun müssen, damit die ersehnte Situation Realität wird. Sehnsucht dient hin und wieder auch dazu, die Hürde zwischen Wunsch und Realität zu überwinden.

Manche Dokumentationen, Filme, Bücher oder Theaterstücke befriedigen unsere Sehnsüchte nach fernen Ländern, der wahren Liebe, Gerechtigkeit, Widerstand, Reichtum und Schönheit oder der heilen Welt zumindest für eine bestimmte Zeit. Auch wenn wir wieder in die Realität eintauchen, kann diese Befriedigung der Sehnsucht ein angenehmes Gefühl sein – ein bisschen wie Urlaub.

Sehnsucht nach etwas, das ein anderer Mensch hat, kann man auch als Bewunderung bezeichnen. Zum „negativen Neid“ würde es dann werden, wenn ich es dem anderen nicht vergönne. Menschen, die vielleicht das Leben ungerecht finden und sich öfter fragen „Warum ich und nicht der andere?“ sind verzweifelt, das ist kein Neid. Zu sagen „Wenn das der- oder diejenige hat oder kann, dann kann ich das auch schaffen!“ wäre für mich Motivation und somit „positiver Neid“.

Überlegen Sie für sich, ob Sie dazu tendieren, andere um etwas zu beneiden. Wenn das der Fall ist: Machen Sie es mit einem leichten Gramgefühl, welches eine etwas grünliche Gesichtsfarbe und einen verbissenen Ausdruck auf Ihren Lippen hervorruft? Oder tun Sie es eher mit einem stillen oder lauten Ausruf der Bewunderung, der mit dem Ausstoßen der Atemluft und einem „Bahhh, ist das toll!“ verbunden ist?

Sollten Sie zu jenen Menschen zählen, bei denen Sehnsüchte mit Anspannung und Ärger verbunden sind, können Sie durchaus daran arbeiten, wenn Sie selbst auch einen Sinn darin sehen. Jedoch ist es harte Seelenarbeit, denn die Wurzeln von negativem Neid sind tief. Andere jedoch um die Leichtigkeit Ihres Seins zu beneiden, wäre ein Schritt in die Gegenrichtung.

Neigen Sie hingegen zum positiven, bewundernden Neid, genießen Sie ihn! Er ist die schöne Art der Sehnsucht oder einfach nur ein Anteilhaben an dem, was andere haben und sich daran freuen, dass es so ist. Mir gefällt der Ausspruch „Schön zu wissen, dass es so etwas gibt“. Schöne, begehrenswerte Dinge sind einfach schön anzusehen, ohne dass man sie gleich besitzen muss.

Anderen Menschen Bewunderung oder Anerkennung kundzutun, sei es über etwas, das sie können oder haben, kann auch genussvoll sein – für beide Seiten! Selbst Bewunderung oder Anerkennung entgegengebracht zu bekommen ist natürlich ebenfalls etwas Schönes. Fordern Sie es hin und wieder ein, wenn es Ihnen bei bestimmten Menschen abgeht, indem Sie manches, was als Selbstverständlich von Ihrer Umwelt wahrgenommen wird, als etwas Besonderes präsentieren. Sie werden ausreichend Bereiche und Möglichkeiten finden, wenn Sie darüber nachdenken!

Der Tag der Sehnsucht soll mit einem Gefühl der Erfüllung zu Ende gehen und daher lade ich Sie zu folgender Imagination ein:

Stellen Sie sich vor, Sie sitzen in einer wunderschönen Landschaft. Sie sitzen auf einer Bank, einem Liegstuhl oder einer Decke oder auf etwas anderem, auf dem Sie gerne sitzen. Der Himmel ist klar, es hat eine Ihnen angenehme Temperatur und Sie sitzen einfach nur da und schauen in den Himmel. Sie beobachten, was da oben so vor sich geht. Sie warten auf etwas, denn Sie wissen, heute wird ein Flugzeug nur für Sie fliegen. Jemand hat sich etwas nur für Sie ausgedacht und schickt

Ihnen ein Flugzeug mit einem Banner. Sie blicken schon sehnsüchtig in den Himmel und freuen sich darauf. Auf diesem Banner steht etwas, das nur für Sie bestimmt und nur für Sie lesbar ist. Jemand sagt Ihnen auf diese Weise etwas Freundliches, Wohlwollendes. Es ist etwas Schönes, etwas, das ein angenehmes Körpergefühl auslöst. Sie hören schon den Motor und sehen das Flugzeug. Langsam kommt es näher und Sie lesen nun die Banneraufschrift. Damit Sie die Worte und das Gefühl auch so richtig genießen können, fliegt das Flugzeug noch eine Runde. Es fliegt nur für Sie. Sie genießen das Empfinden, das diese Worte ihn Ihnen auslöst. Das Flugzeug ist nur für Sie geflogen. Langsam verschwindet es nun am Himmel und Sie hängen noch dem Gefühl nach, wie es ist, Zuwendung, Anerkennung oder Bewunderung zu erhalten, um dann wieder langsam in die Realität zurückzukommen und sich auf einen neuen Genussmoment zu freuen.

Zorn – Tag der Wehrhaftigkeit

» *Zorn und Kaffee muss man ganz heiß genießen.* «

[Sprichwort aus der Türkei]

Was müsste ich machen, damit Sie sich richtig ärgern?

Was müssten bestimmte Personen machen, damit Sie sich richtig ärgern?

Woran würde jemand, der Sie beobachtet, merken, dass Sie sich ärgern?

Woran erkennen Sie selbst, dass Sie sich ärgern?

Was spüren Sie in Ihrem Körper, wenn Sie sich ärgern?

Welche Gedanken gehen Ihnen durch den Kopf, wenn Sie sich ärgern?

Was macht Ärger mit Ihnen?

Macht er Sie stark und wehrhaft und motiviert Sie, Veränderungen zu setzen?

Macht er Sie schwach und hilflos und Sie fühlen sich in ihm gefangen?

Bei meinem Versuch, dem Begriff Zorn eine konstruktive Bedeutung zu geben, finden Sie verschiedene Möglichkeiten, Wehrhaftigkeit zu zeigen. Wenn Sie dazu neigen, dass Sie nichts aus der Ruhe bringen kann, so genießen Sie diese Eigenschaft und erfreuen Sie sich intensiv daran. Oft ist es auch das Beste, sich zu fragen, ob Ärger wirklich etwas bringt. In dem Augenblick, in dem ich mich das frage, ist aber bereits das Gefühl des Ärgers spürbar. Was ich nun damit mache, ist vom Grund des Ärgers abhängig.

Sich zu wehren kann jedoch in vielen Fällen dem Überleben dienen – in psychischer wie physischer Hinsicht. In zahlreichen Geschichtsbüchern, Dokumentationen und Biografien sind Beweise dafür festgehalten. Nicht nur im Großen, sondern auch im Kleinen, also im Alltag, tut es gut, sich wehren zu können, wenn Sie das Bedürfnis danach haben. Es zu können, darum geht es. Die Freiheit der Wahl sollte ich haben. Haben Sie zwar das Bedürfnis, sehen aber eine Hürde bei der Umsetzung, so verweise ich wieder auf die Möglichkeit, sich psychotherapeutische Unterstützung zu holen. Sich wehren zu lernen und das zu trainieren kann jeder Mensch, der es will. Hier eine ausführliche Anleitung zu geben, würde jedoch den Rahmen dieses Buchs sprengen.

Sie können aber einmal probieren, wie es sich anfühlt, wenn Sie der Reihe nach folgende Gesichtsausdrücke annehmen: unwillig, ergrimmt, böse, empört, aufbegehrend, wütend, zornig.

Wenn Sie diese Übung vor dem Spiegel oder mit jemandem gemeinsam machen, kann es zu genussvoller Heiterkeit beitragen, aber trotzdem wirksam sein. Jene, die sich leicht ärgern, trainieren damit achtsam ärgerlich zu sein und geben sich Feedback, wie Sie dabei aussehen. Menschen, die sich kaum oder nur im Stillen ärgern, können damit trainieren einen wehrhaften Gesichtsausdruck anzunehmen. Dieser alleine sagt dem Gegenüber manchmal mehr als tausend Worte!

Wild sein muss nicht mit Zorn zu tun haben. Wild sein heißt auch ausgelassen sein, fröhlich sein, herumtoben, losrennen, sich bewegen wollen, Tränen lachen können, Geschwindigkeit spüren wollen, mit Wonne Trampolin zu hüpfen und vieles mehr. Ergänzen Sie die Liste für sich selbst! Was machen Sie, wenn Sie wild sind oder sein dürften? Seien Sie wild entschlossen, etwas, das Sie schon lange nicht mehr getan haben, wieder zu tun. Etwas für sich, etwas, das Ihnen Genuss, Freude und Wohlbefinden vermittelt. Welche Sinne werden dabei aktiviert? Ist es vielleicht gar eine Freude für alle Sinne?

Zum Abschluss des Tags der Wehrhaftigkeit pfeifen Sie sich eins: Beginnen Sie das Geräusch des Windes, wenn er unter der Türe hereinpfeift, nachzumachen. Versuchen Sie, mit der Form der Lippen und der Luft, die Sie ausblasen, den Ton zu variieren. Lassen Sie den Wind heulen, jaulen, orgeln, pfeifen oder säuseln. Wenn Ihnen danach ist, den Wind abklingen zu lassen, gehen Sie über zu Windstille, Sonnenschein und Vogelgezwitscher.

Versuchen Sie zu trillern, indem Sie die Luft pfeifend ausblasen und dabei die Zunge auf und ab bewegen. Verändern Sie wieder Tonhöhe und Lautstärke und trillern Sie vor sich hin, so lange es Ihnen Spaß macht!

Improvisieren Sie eine Melodie, denken Sie dabei nicht daran ob sich diese schön anhört. Pfeifen Sie einfach wild darauf los! Sie sollen dabei Genuss und Freude empfinden und sich einfach nur eins pfeifen, ohne sich dabei etwas zu pfeifen!

Wollust – Tag des Begehrens

» *Wenn man nichts begehrt, wird man nichts vermissen. Man wird nur vermissen zu begehren.* «

[Jerome Anders, Künstler und Philosoph]

Sucht man im Internet den Begriff Wollust, so findet man unter anderem den Link auf die Seite Woll-Lust, Lust auf Wolle. Menschen, die der Strickleidenschaft verfallen sind, können auf dieser Seite farbenfrohe, wollige wie wohlige Exzesse erleben.

Alleine die Farben anzusehen, ohne gerne zu stricken, kann schon Genuss sein. Handgestrickte Socken oder einen Pullover aus einer prächtigen Wolle zu begehren darf man selbst, wenn man nicht strickt, denn es gibt Menschen, die auch gerne für andere stricken.

Gibt es etwas, das Sie zur Zeit begehren, das aber nicht so einfach zu bekommen ist? Überlegen Sie, wie Sie zum Objekt Ihrer Begierde kommen könnten. Jemanden fragen, Seiten wie „Wishdom“ im Internet besuchen oder einfach auf eine Wunschliste setzen?

Der harmlose Einstieg ins Thema Wollust ist nun vollbracht! Daher gehe ich jetzt zur Körperlichkeit über: Bauen Sie in den Tag des Begehrens einen Body-Scan ein. Diese Übung entstammt einer buddhistischen Meditationsform und wurde von Kabat-Zinn dem westlichen Kulturkreis angepasst. Ich habe den Body-Scan weiter verändert, verkürzt und setze ihn als körperorientierte Achtsamkeitsübung ein.

Wählen Sie eine Position, die Sie als angenehm empfinden. Die Übung kann im Sitzen oder Liegen durchgeführt werden – sogar im Stehen ist die Durchführung möglich, falls Sie das möchten. Atmen Sie einige Male tief ein und lange wieder aus. Danach versuchen Sie, einfach ruhig und entspannt weiterzuatmen. Sie können dabei nichts falsch machen, darum ist es am besten, Sie versuchen, auch nichts richtig zu machen. Probieren und experimentieren Sie! Sie werden es so durchführen, wie es für Sie passt und das ist gut so.

Richten Sie Ihre Aufmerksamkeit auf Ihren linken Fuß. Versuchen Sie Ihre Zehen zu spüren und stellen Sie sich nun vor, Sie cremen eine nach der anderen mit einer angenehmen, wohlriechenden Creme ein. Sie cremen und massieren in der Vorstellung jede Zehe und gehen dann langsam zur Fußsohle über. Sie massieren den Fußballen, das Fußgewölbe und die Ferse. Jetzt richten Sie die Aufmerksamkeit auf die Vorderseite des Fußes, den Rist, und cremen auch diesen ein. Langsam wandern Sie über die Knöchel zu den Waden und dem Schienbein hinauf zum Knie und der Kniehöhle. Sie cremen weiter die Vorderseite der Oberschenkel und die Rückseite ein. Angelangt bei der Pobacke, cremen Sie diese noch gut ein, halten dann inne und beginnen nun mit dem rechten Fuß den gleichen Vorgang. Wieder bei der Pobacke angelangt beginnen Sie auch diese mit einem für Sie angenehmen Druck einzucremen, wandern hinauf zum unteren Rücken, massieren dort auch am Kreuzbein und vergessen auch nicht auf Ihre linke Seite des Pos und den unteren Rücken, den Sie ebenfalls eincremen und massieren. Gehen Sie jetzt wieder auf Ihre Vorderseite und cremen Ihren Bauch so ein, wie es Ihnen angenehm ist. Gehen Sie nun in Gedanken zum seitlichen Rippenansatz und den Flanken und cremen sich dort weiter ein. Cremen Sie auch Ihre Brust so ein, wie Sie es gerne möchten. Vergessen Sie nicht, den Hals und das Gesicht einzucremen! Sind Sie damit fertig, verteilen Sie in der Vorstellung Creme auf den Händen und Armen und massieren Sie diese gleichmäßig und langsam von den Händen über die Unterarme, hinauf zu den Oberarmen und Schultern ein. Mit welcher Seite Sie beginnen, bleibt Ihnen überlassen. Nun ist allerdings der Rücken noch nicht eingecremt. Diesen erreichen Sie mit Ihren Händen nicht. Rufen Sie daher im Geiste jemanden zu sich, der Ihnen die Rückenpartie eincremt. Diese Person ist sofort zur Stelle und cremt oder massiert Ihren Rücken genau nach Ihrer Vorgabe und mit für Sie angenehmer Festigkeit ein. Falls Sie im Rücken Verspannungen spüren, lassen Sie sich dort länger massieren und richten Sie Ihre Aufmerksamkeit auf das angenehme Empfinden von Entspannung, das dabei eintritt. Falls Sie keine Lust haben, jemanden zum Eincremen des Rückens zu rufen, lassen Sie diesen ohne Creme, aber versuchen Sie, Ihre Rückenwirbel vom Hals beginnend durchzuspüren. Sind Sie dann beim Kreuzbein angelangt, beenden Sie Ihre imaginative Massage, indem Sie tief einatmen und dann lange und entspannt, seufzend ausatmen. Verweilen Sie noch etwas in dem entspannten und gelösten Zustand, der sich während des Body-Scans eingestellt hat.

Sie können diese Übung auch in einem etwas schnelleren Durchlauf als Entspannung während eines arbeitsreichen Tages einsetzen.

Am Tag des Begehrens rufen Sie sich jene Stellen und Bereiche Ihres Körpers in Erinnerung, die Sie selbst gerne mögen, an denen Sie gern berührt oder massiert werden. Denken Sie nach, ob Sie etwas begehren, das Ihrem Körper gut tut! Ein Saunabesuch, ein Dampfbad, ein Vollbad, eine Massage oder Bewegung oder etwas anders, wo Sie alleine schon die Vorstellung daran wollüstige Laute von sich geben lässt? Das kann natürlich Sexualität sein, aber auch der Biss in eine sonnengereifte, saftigrote, duftende Erdbeere oder anderes.

Nutzen Sie diesen Tag, um Ihrer Sinnlichkeit nachzukommen. Welche Sinne Sie dafür nutzen, steht Ihnen frei. Überdenken Sie, was Sie bei den genießbaren Portionen der Wollust anspricht und was Sie gerne ausleben möchten.

Gibt es Körperbereiche, Stimmungen oder Szenerien, die Sie besonders anziehend oder erotisch empfinden? So werden beispielsweise Hände, Füße, Stimmen oder Speisen von manchen Menschen als erotisierend wahrgenommen. Was kann für Sie erotisch sein?

Maßlosigkeit – Tag der Leidenschaft

» *Wo gibt es Freiheit, wenn nicht in der Leidenschaft?* «

[Gustave Flaubert, französischer Erzähler und Novellist]

Sich für etwas leidenschaftlich begeistern zu können oder in einer Tätigkeit „völlig versunken zu sein und darin aufzugehen“ wird, wie bereits im Abschnitt „Genuss ist ungleich Sucht“ angeführt, in der Psychologie auch als „Flowerleben“ bezeichnet. Kennen Sie diesen Zustand? Es muss keine außergewöhnliche Tätigkeit sein, aber man ist mit Leidenschaft bei der Sache. Leidenschaftliche Leseratten versinken in Büchern, leidenschaftliche Bastler im Werken, leidenschaftliche Rätsellöser in Sudokus. Sogar Bügeln kann einen Flow-Zustand hervorrufen, wenn es jemand gerne und mit Innbrunst durchführt.

Haben Sie schon entdeckt, woran Sie bei sich selbst Leidenschaft feststellen? Wie fühlt sich diese an?

Wenn Kinder eine Sandburg bauen und Erwachsene ihnen dabei helfen, können Sie Leidenschaft beobachten. Das kann bis hin zur Maßlosigkeit gehen, wenn aus der Burg eine Stadt und dann ein Land erwächst. Das Hilfsangebot der Erwachsenen an Kinder ist vorgeschoben, damit sie ungeniert dieser Leidenschaft nachkommen können. Vielleicht auch, um Kindheitserinnerungen wachzurufen?

Wenn Sie zu jenen Menschen zählen, die sich schöne Erinnerungen an die Kindheit bewahrt haben, wie bewahren Sie diese auf? Sind Ihnen diese Schätze immer zugänglich – oder müssen Sie sie erst wiederentdecken?

Hat es ein Spiel oder Spielzeug gegeben, das Sie besonders mochten? Wenn Sie jetzt drei Schätze Ihrer Kindheit aus der Schatztruhe nehmen könnten, welche wären es?

Überlegen Sie, ob etwas dabei ist, das Sie im Hier und Jetzt wiederentdecken möchten. Vielleicht haben Sie Lust, etwas davon, unter Umständen in etwas abgeänderter Form, in nächster Zeit durchzuführen? So können Sie erlebte Genusse auskosten, indem Sie einen Blick zurück werfen, das Vergnügen im Hier und Jetzt wieder erleben und dabei Vorfreude auf die Zukunft aktivieren.

Lachen ist Leidenschaft, Lachen kann maßlos werden, ohne dabei zu schaden. Wann haben Sie das letzte Mal herzhaft und innbrünstig gelacht? So gelacht, dass Sie nach Luft schnappen mussten und Ihnen die Tränen über die, vom Lachen geröteten, Wangen rollten? So gelacht, dass Sie nicht aufhören konnten, und wenn Sie meinten, es sei jetzt vorbei, ein aufblitzender Gedanke an die Heiterkeit Sie wieder losprusten ließ?

Eine Übung zur Heiterkeit, die Ihnen vermutlich als Spiel aus Kinderzeiten bekannt ist, ist das „ernst bleiben“. Zu zweit und mit mehreren ist es noch heiterer als alleine. Aber auch alleine funktioniert es – meist dann am besten, wenn Sie wirklich ernst bleiben sollten.

„Wer als erster zu lachen beginnt, hat verloren!“, so kann man diese Übung mit Partnern durchführen, indem man sich gegenseitig wortlos ansieht. Ob man Grimassen dabei schneiden darf, sollte man vorher vereinbaren. Als Ersatzpartner eignet sich auch das Spiegelbild. Dieses müssen Sie aber nicht unabdingbar nutzen. Konzentrieren Sie sich ganz fest darauf, sehr ernst dreinzuschauen und auf keinen Fall an etwas Lustiges oder Erheiterndes zu denken. Denken Sie auf gar keinen Fall daran, wie Sie vielleicht einmal in einer Schulstunde oder an einem Ort, an dem Lachen unerwünscht ist, mit einem Freund oder einer Freundin nur alleine durch einen kurzen Blickkontakt zu kichern und dann hemmungslos zu lachen begannen. Denken Sie auch nicht an Komiker, Slapstick oder heitere Hoppalas. Bleiben Sie einfach nur ernst, Sie sollen auf keinen Fall lustig sein! Sie sollen auch nicht die Mundwinkel ansatzweise zu einem Lächeln hochziehen. Versuchen Sie das auf keinen Fall! Ihren ernsten Gesichtsausdruck sollten Sie über einige Minuten durchhalten. Nehmen Sie sich ein Beispiel an den zwei griesgrämigen älteren Herrn, Statler und Waldorf, die als Stammgäste in der Muppet Show das Showgeschehen von der Loge aus beobachten und kommentieren. Oder an Calimero, der todunglücklich mit seiner Eierschale auf dem Kopf über sein persönliches Unglück referiert. Auch die Erinnerung an todtraurige Stellen in Monty Python Filmen kann Ihnen helfen, ernst zu bleiben. Denken Sie dabei an nichts, und zwar absolut nichts Fröhliches, Lustiges, Heiteres, Freudvolles oder Witziges!

Bleiben Sie nun wirklich auch ohne das kleinste Lächeln oder Schmunzeln, dann verfügen Sie über eine hervorragende Beherrschung, oder die „Paradoxe Intervention“ wirkt bei Ihnen nicht. Aber ich bin mir sicher, dass Sie trotzdem Lachen können und dazu einfach keine Anleitung benötigen.

Menschen sollten pro Tag drei Mal mehr kleine Ermunterungen, so genannte „Uplifts“ haben, als sie mit „Daily Hassles“ belastet sind. Also mehr Freudenmomente als „emotionale Nadelstiche“ und Ärgernisse.

Faulheit – Tag der Entspannung

» *Um das Nichtstun zu genießen, muss man etwas tun. Faule wissen nichts von Freuden des Müßiggangs.* «

[Sprichwort, Verfasser unbekannt]

Faulheit als die Tendenz, möglichst jede eigene Arbeit zu umgehen oder zu reduzieren, hat auch einen äußerst produktiven Aspekt, kann man in Wikipedia nachlesen. „So wurden die ersten Rechenmaschinen, und letztlich auch der Computer, erfunden, weil die mit Kalkulationsaufgaben betrauten Personen zu faul waren, die Berechnungen selbst durchzuführen (obwohl dies seit Generationen, teils zum Missfallen der Protagonisten, der Fall war)."

Sie sollen am Tag der Entspannung jedoch nicht etwas erschaffen, sondern sind aufgefordert, darüber nachzudenken, wo Sie Muße finden. Zeit, die Sie sich zur Verfügung stellen, um sich „zu erquicken und zu erbauen".

Rasten, Pausen einlegen, Auszeiten nehmen, sich Mußezeiten zugestehen – das alles ist ebenso lebensnotwendig wie die Luft zum Atmen oder eine regelmäßige Vitaminzufuhr.

- Regelmäßige Faulpelzzeiten fördern Ihre Gesundheit!
- Regelmäßige Mußezeiten fördern Ihre Gesundheit!
- Regelmäßige Pausen fördern Ihre Gesundheit!
- Regelmäßiges Rasten fördert Ihre Gesundheit!
- Regelmäßige Auszeiten fördern Ihre Gesundheit!
- Regelmäßige Zeiten der Beschaulichkeit fördern Ihre Gesundheit!
- Work-Life-Balance zu halten fördert Ihre Gesundheit!

Wählen Sie jene Formulierung, die Ihnen am meisten zusagt und setzen Sie diese um.

Unter Arbeit fällt nicht nur das bezahlte Arbeiten an einer Arbeitsstelle, sondern ebenso alle Aufgaben, die Familie, Kinder, Haushalt, Wohnstätte, Erziehung und Schule betreffen. Oft fällt es in diesen Arbeitsbereichen schwerer, sich bewusste Ausgleichzeiten zu schaffen, da viele Menschen dazu neigen, die eigene Arbeit in dieser Form nicht als solche wahrzunehmen. Ich erlebe diese Sichtweise auch sehr oft bei Müttern. Spreche ich dann an, dass „Selbstverständliches" keineswegs so selbstverständlich ist, sondern das Dasein der Mutter von minderjährigen Kindern eine harte, herausfordernde und sehr verantwortungsvolle Arbeit ist, kommt oft ein „Ja aber, dass schaffen doch alle anderen auch!". Bohre ich dann weiter und weise auf den arbeitsrechtlich anfechtbaren Dienstvertrag mit täglich 24-Stunden Bereitschaftsdienst hin, den Mütter unterschrieben haben, ohne je das Kleingedruckte gelesen zu haben, darf ich mich dann doch recht oft über ein „Ja, das ist eigentlich schon viel, was ich so täglich alles schaffe" freuen. Ziel dieses bewussten Wahrnehmens der eigenen Anstrengung soll sein, sich Pausen, Rast, Muße und Auszeiten unbedingt regelmäßig zugestehen zu können.

Aufgrund dieses 24-Stunden Bereitschaftsdienstes, den Mütter in den ersten Lebensjahren ihrer Kinder (und oft auch noch darüber hinaus) leisten, ist diese „Berufsgruppe" besonders gefährdet, die eigenen Bedürfnisse zu vergessen oder hintanzustellen. Durch das ständig aufrechte Fürsorgeverhalten dem Kind gegenüber vergessen Mütter meist auf sich selbst. Solch ein Verlust der Selbstfürsorge bedarf unbedingt einer Veränderung. Jedoch besteht hier oft ein Widerstand, Veränderungen durchzuführen, aus Angst, nicht mehr die „perfekte Mutter" zu sein. Auch die Sorge, dass der Nachwuchs darunter leiden könnte, wenn die Mutter mehr für sich selbst tut, hält Frauen oft davon ab, ihr Fürsorgeverhalten zu verändern.

Rainer Lutz hat eigens ein Kurztherapieprogramm „Selbstfürsorge für Mütter" kreiert, um die fehlende oder verloren gegangene Selbstfürsorge wieder aufzubauen und schrittweise Veränderungen dahingehend zu setzen. „Die psychologischen Inhalte, die mit Sich-selber-etwas-Gutes-tun, Selbstfürsorge, Genuss etc. zusammenhängen, sind stabile Merkmale, die therapeutisch nicht so schnell zu verändern sind", argumentiert Lutz und hat im Rahmen dieses Programms Selbstfürsorgeregeln erstellt:

1) Veränderungen fallen nicht vom Himmel.

2) Veränderungen erfolgen in kleinen Schritten.

3) Veränderungen müssen in das eigene Leben passen.

4) Veränderungen müssen Spaß machen.

5) Veränderungen müssen erlaubt sein.

6) Es gibt nicht Gutes, außer man tut es.

Therapeutischer Schwerpunkt ist es, zu erwirken, dass sich Mütter die Erlaubnis zur Selbstfürsorge selber geben (vergleiche Genussregel Nr. 2), denn nur dann sind sie in der Lage, sich diese Zeiten auch zuzugestehen. Die Selbstfürsorgeregeln sollten aus meiner Sicht auch von allen Menschen angewendet werden, deren Zeit von Momos grauen Männern verwaltet wird, die jedoch zu der Erkenntnis gekommen sind, dass es nun an der Zeit ist, mehr für sich selbst zu tun, mit allen Sinnen zu leben und regelmäßiges Genießen zu trainieren.

Planen Sie feste Zeiten ein für etwas, das Sie gerne tun, das Sie Arbeit und Alltag vergessen lässt und bei dem Sie loslassen können. Halten Sie den Termin mit sich selbst ebenso verantwortungsvoll ein, wie Sie andere Termine einhalten. Termine mit sich selbst sind, langfristig gesehen, sogar wichtiger als Besprechungstermine, Konferenztermine oder Elternabende. Denn gehe ich nicht selbstfürsorglich mit mir selbst um, werde ich nach einem bestimmten Zeitraum nicht mehr „funktionieren" und daher auch Besprechungen oder Elternabende nicht mehr besuchen können.

Menschen sind leider viel wartungsfreier als technische Geräte. Autos, Industriemaschinen oder EDV-Anlagen benötigen eine regelmäßige Wartung, ein Service und eine sorgfältige Bedienung. Sie würden schon lange nicht mehr einsatzbereit sein, würden sie einen so lieblosen Umgang erfahren und so unzuverlässig gewartet werden, wie viele Menschen es mit sich selbst tun.

Einen kleinen Schritt, wie in den Selbstfürsorgeregeln gefordert, können Sie mit der folgenden Imaginationsübung setzen.

Machen Sie Urlaub im Alltag!

Wählen Sie einen Platz aus, der Ihnen angenehm ist und setzen Sie sich bequem hin. Sie dürfen sich auch eine Tasse Tee, Kaffee oder was Sie eben gerne Trinken, zu sich stellen. Schaffen Sie sich ein bisschen Urlaubsgefühl. Zuerst nehmen Sie einen genussvollen Schluck und dann lehnen Sie sich zurück und beginnen mit dem Tagträumen: Gestehen Sie sich einen bestimmten Zeitrahmen zu, den Sie nun für diesen Urlaub im Alltag nutzen möchten. Sie planen also den Urlaub im Alltag.

Wie sieht er aus? Vielleicht möchten Sie spazieren oder wandern gehen? Wo möchten Sie gehen? Haben Sie Erinnerungen an schöne Orte, die Sie gerne wieder aufsuchen möchten? Schlendern Sie durch die Gegend und genießen Sie dieses Gefühl und vielleicht auch Erinnerungen, die mit diesem Ort verbunden sind.

Vielleicht möchten Sie aber auch einen Freund oder eine Freundin treffen? Welcher Treffpunkt würde Ihnen Vergnügen bereiten? Wann war ein angenehmes, inspirierendes, entspannendes oder vergnügliches Treffen? Haben Sie dabei viel gelacht, angeregt diskutiert oder lustvoll Klatsch und Tratsch ausgetauscht oder sind Sie Tanzen gegangen?

Vielleicht möchten Sie sich auch einfach nur in einen Garten setzen? Kennen Sie einen Garten, in dem Sie sich wohl fühlen würden? Wie sieht er aus? Ist er sehr gepflegt, mit englischem Rasen, Sträuchern, Bäumen und Blumenbeeten, einem Swimmingpool mit glasklarem Wasser, einem Biotop, aus dem Frösche quaken und einer Terrasse, auf der gekühlte Getränke im Schatten auf Sie warten? Oder ist es ein verwilderter Hexengarten, in dem Blumen und Kräuter wuchern, aus den Wipfeln der alten großen Bäume ist geheimnisvolles Gurren, Krächzen und Gezwitscher zu hören und ein kleiner Teich mit türkisgrünem Wasser befindet sich darin, der Sie zum Schwimmen einlädt?

Sitzen oder liegen Sie in einem Liegestuhl, einem Korbsessel, auf der Hollywoodschaukel, in der Hängematte oder auf der Wiese? Wählen Sie einen Platz im Schatten oder in der Sonne? Sind Sie alleine oder in netter Gesellschaft? Schauen Sie den Wolken zu, sonnen sich, entspannen sich, lesen, schreiben oder hören Musik?

Dieser Text soll nur eine Anregung sein, es steht Ihnen jeder Ort der Welt oder des Weltalls zur Verfügung, um Urlaub im Alltag zu machen. Wenn Sie an Ihrem Urlaubsort angelangt sind, versuchen Sie alles so zu betrachten, als würden Sie es zum ersten Mal sehen. Versuchen Sie Angenehmes bewusst wahrzunehmen. Verleihen Sie diesen angenehmen Gefühlen auch Ausdruck: Sie könnten lächeln, in die Hände klatschen, vor Freude jubeln oder hüpfen oder wonach auch immer Sie das Bedürfnis haben. Keiner sieht Sie dabei, keiner hört Sie dabei, da der Urlaub im Alltag ja als Imaginationsreise stattfindet.

Sie können zum Abschluss Ihres Kurzurlaubs auch schon den Urlaub für den nächsten Tag planen. Sie dürfen solche Alltags-Kurzurlaube natürlich auch in die Realität umsetzen. Ich kann mir jedoch vorstellen, dass Sie solche schon hinter sich haben und weitere bereits gebucht haben. Vielleicht haben Sie es bis jetzt nicht als ein solches Erlebnis gesehen und erfahren allein durch diese neue Sichtweise mehr Urlaubsgefühl.

Die Wissenschaft untermauert mit Studien, dass Pausen wichtig sind und die Produktivität erhöhen. So wird die Siesta, die in Spanien ihren Ursprung hat, als Vorbild für uns alle gelobt. Es sei die beste Methode, dem Hitzestress eines heißen Sommers entgegen zu wirken. Unabhängig von diesem entspreche die Siesta der biologischen Uhr des arbeitenden Menschen. Diese Erholungspause trägt dazu bei, dass wir gestärkt und dadurch effizienter arbeitend wieder an unsere Aufgaben gehen können.

Da es bei meiner heutigen Laufrunde bereits frühmorgens schon weit über zwanzig Grad hatte und die Sonne voller Genuss und Wonne die Erde anstrahlte, trottete ich schnaufend und mit hochrotem Kopf am Wasser entlang. Vorbei an den schattigen Plätzchen, an denen Spaziergänger Rast machten. Als ein älterer Herr, der dort saß, mir zurief „Pause machen, fünf Minuten!“ dachte ich, „Das ist aber eigentlich mein Satz!“ und lief grinsend, schwitzend und zufrieden (aber trotzdem achtsam, da ich ja lernfähig bin) meinem kühlen Getränk und meinem Kaffee am Balkon entgegen.

Alltags-Zufriedenheits-Checkliste

Haben Sie vor, sich mit dem Thema Zufriedenheit und Genuss im Alltag auseinander zusetzen, so kann Ihnen die Beantwortung der folgenden Fragen dabei helfen.

Was sind für mich Anforderungen und Stressbereiche?
Woran merke ich, dass ich unter Stress oder Druck stehe?
Was ist für mich Entspannung?
Wie und wobei entspanne ich mich gut?
Möchte ich neue Entspannungsmöglichkeiten ausprobieren? Wenn ja, welche?
Was brauche ich, damit ich regelmäßig Pausen, Rast und Mußezeiten einlege?
Wodurch kann ich mich am besten ausrasten und erholen?

Wer oder was hilft oder könnte mir dabei helfen, regelmäßige Pausen einzuhalten?
Was verstehe ich unter Wohlbefinden?
Was verstehe ich unter Zufriedenheit?
Was verstehe ich unter Glück?
Gibt es etwas, das ich in Zukunft intensiver genießen möchte? Wenn ja, was ist es?
Womit bin ich zur Zeit zufrieden?

Nachwort der Vergebung

Ich bitte all jene um Vergebung, die ich durch dieses Buch dazu verführt habe, den Entschluss zu fassen, den eigenen Bedürfnissen häufiger nachzukommen, selbstfürsorglich zu sein, Termine mit sich selbst regelmäßig wahrzunehmen und das alltägliche Wohlbefinden durch Achtsamkeit und bewusstes Genießen zu steigern.

Nachdem Annette Kämmerer (2007) der Ansicht ist, dass Vergebung eine Quelle des Wohlbefindens darstellt, denke ich, werden Sie mir meine Schuld erlassen. Die vergebende Person kann durch diesen Akt der Vergebung „die Erfahrung eines Neuanfangs machen, der mit neuem Selbstvertrauen und vor allem mit einer neu hinzugewonnenen Selbstverantwortung verbunden ist. Vergebung bannt die Vergangenheit und eröffnet die Zukunft." (S. 235)

Entdecken Sie, dass ich etwas vergessen habe, Ihnen etwas nicht korrekt oder veränderungsbedürftig erscheint, oder möchten Sie konstruktive Kritik, Feedback oder Anregungen geben, so senden Sie mir bitte ein Mail. Ich genieße es, Post zu erhalten. Ich antworte auch, jedoch nicht immer sofort, da ich versuche, regelmäßige Pausen zu machen und meine Zeit des Arbeitens und meine Zeit der Entspannung im Gleichgewicht zu halten.

beate.handler@goldegg-verlag.at

www.psychotherapie-verhaltenstherapie.com

Sollte in Ihnen das Bedürfnis erwacht sein, sich mit professioneller Unterstützung persönlich weiterzuentwickeln, so finden Sie auf der Homepage der Österreichischen Gesellschaft für Verhaltenstherapie (ÖGVT) kompetente PsychotherapeutInnen. Diese können Ihnen mit Wissen und Erfahrung das Genusstraining sowie alle psychischen Problemfelder betreffend, in Form von Psychotherapie, Beratung, Supervision oder Coaching zur Seite stehen.

www.oegvt.at

Genussvolle Dankesworte

Dank möchte ich vielen Menschen ausdrücken, aber nachdem weniger mehr ist, führe ich jene an, die maßgeblich an der Entstehung dieses Buchs Anteil haben:

Frau Dr. Britta Fischill, die noch vor mir fest davon überzeugt war, dass ich ein Buch schreiben werde und die den Kontakt zum Goldegg Verlag für mich anbahnte und der ich auch zahlreiche andere berufliche Auftritte zu verdanken habe.

Frau Verena Minoggio, die mich von der ersten Zeile bis zum Literaturverzeichnis mit ihrem Wissen, ihrer Erfahrung, ihren Ideen, humorvollen Mails und Gesprächen und ganz viel Engagement begleitete. Außerdem sicherte sie mir gleich zu Beginn zu, dass ich Beistriche einfach nach Lust und Laune über den Text streuen und lustvoll Rechtschreibfehler machen darf. Der Lektorin Frau Valentina Bruns danke ich dafür, dass sie alle meine Schandtaten der Beistrichsetzung, Rechtschreibung und Unverständlichkeiten meiner geistigen Ergüsse ungeschehen machte und ich somit sorgenlos und genussvoll Schreiben konnte. Ein großes Danke natürlich auch Herrn Mag. Elmar Weixlbaumer und dem gesamten Verlagsteam!

Dank gilt auch meinem Lebensgefährten, der mich emotional, mit Ideen, Anregungen, Diskussionen und konstruktiver Kritik unterstützte und der bezüglich Zuwendung und Aufmerksamkeit in dieser Zeit schon etwas zurückstecken musste.

Ohne meine KlientInnen wäre dieses Buch nie zustande gekommen, denn durch meine langjährige psychologische und psychotherapeutische Arbeit und durch all die inspirierenden Interaktionen konnte ich viele Erfahrungen sammeln, die nun in dieses Buch eingeflossen sind.

Durch die erst schleichend einsetzende und dann rasch fortschreitende Demenzerkrankung meiner Mutter wurde und wird mir bei jedem Besuch bewusst, dass man das Leben täglich mit vielen kleinen Genussmomenten versehen und bewusst genießen soll, denn es kann unerwartet und schnell zu spät dafür sein.

Literatur

Amt der NÖ Landesregierung und das Haus der Künstler aus Gugging (Hrsg.) (1990). Sonneastro. Die Künstler aus Gugging. Wien

BDSI Bundesverband der deutschen Süßwarenindustrie e. V., Arbeitskreis Ernährung (Hrsg.) (2007). Pressemitteilung. So genießen Deutschlands Eltern.

BDSI Bundesverband der deutschen Süßwarenindustrie e. V., Arbeitskreis Ernährung (Hrsg.) (2007). Pressemitteilung. Eltern gönnen sich viele Genussmomente.

BDSI Bundesverband der deutschen Süßwarenindustrie e. V., Arbeitskreis Ernährung (Hrsg.) (2007). Pressemitteilung. Bewusst genießen will gelernt sein.

Berking, M. (2008). Training emotionaler Kompetenzen. Heidelberg: Springer.

Bolzano, K. (2007). Die Neidgesellschaft. Warum wir anderen nichts gönnen. Wien: Goldegg Verlag.

Csikszentmihalyi, M. (2007). Flow: das Geheimnis des Glücks. Stuttgart: Klett-Cotta.

Dehm, U./Kochan, C./Beeske, S./Storll, D. (2005). Bücher – „Medienklassiker" mit hoher Erlebnisqualität. Media Perspektiven 10/2005 (S. 521–534).

Ebberfeld, I. (2001). Körperdüfte. Erotische Geruchserinnerungen. Königstein/Taunus: Ulrike Helmer Verlag.

Erler, M. (1999). Leben wie ein Gott auf Erden. Die Zeit (Online), 27.

Fliegel, S./Kämmerer, A. (2006). Psychotherapeutische Schätze. 101 bewährte Übungen und Methoden für die Praxis. Tübingen: DGVT Verlag.

Fond Gesundes Österreich (Hrsg.) (2008). Gesundes Österreich. Magazin für Gesundheitsförderung und Prävention, 10 (1).

Frank, R. (Hrsg.) (2007). Therapieziel Wohlbefinden. Ressourcen aktivieren in der Psychotherapie. Heidelberg: Springer.

Frieling, H. (1980). Farbe hilft verkaufen. Farbenlehre und Farbenpsychologie für Handel und Werbung. Göttingen: Muster-Schmidt.

Görlitz, G. (2003). Körper und Gefühl in der Psychotherapie, Aufbauübungen. Stuttgart: Pfeiffer.

Görlitz, G. (2003). Körper und Gefühl in der Psychotherapie, Basisübungen. Stuttgart: Pfeiffer.

Guttmann, G. (1982). Lehrbuch der Neuropsychologie. Wien: Huber.

Handler, B. (1994). Zum Einfluss des Spielverhaltens auf das Selbst. Unveröffentlichte Diplomarbeit, Universität für Psychologie, Wien.

Heidenreich, T./Michalek, J. (Hrsg.) (2004). Achtsamkeit und Akzeptanz in der Psychotherapie. Tübingen: DGVT Verlag.

Jütte, R. (2000). Geschichte der Sinne. Von der Antike bis zum Cyberspace. München: C.H. Beck.

Kentucky Inventory of Mindfulness Skills (KIMS) von Baer/Smith/Allen (2004). Deutsche Übersetzung: Ströhle (2004).

Klinkenberg, N. (2007). Achtsamkeit in der Körperverhaltenstherapie. Stuttgart: Klett-Cotta.

Koppenhöfer, E. (2004). Kleine Schule des Genießens. Lengerich: Pabst.

Linehan, M.M. (1996). Trainingsmanual zur Dialektisch-Behaviorale Therapie der Borderline-Persönlichkeitsstörung. München: CIP-Medien.

Lutz, R./Sundheim, D. (2002). Das Euthyme Konzept: Genuß zum Wohle der Gesundheit. Psychologische Aspekte gesundheitsfördernder Ernährung. Internationaler Arbeitskreis für Kulturforschung des Essens: Mitteilungen, 9 (S. 14–24).

Lutz, R. (Hrsg.) (1999). Beiträge zur Euthymen Therapie. Freiburg: Lambertus.

Moddy, R. A. (1979). Lachen. Über die heilende Kraft des Humors. Reinbek: Rowohlt.

Mörike, K.D./Betz, E./Mergenthaler, W. (1981). Biologie des Menschen. Heidelberg: Quelle & Meyer.

Neuroth Hörcenter AG (Hrsg.) (2007). Andante. Das Magazin, das die Welt zum Klingen bringt. 100 Jahre Neuroth Schweiz, Liechtenstein und Österreich.

Perger, W.A. (2006). Die Mutter aller Siestas ist tot. Zeit (Online), 31.

Platt, T. (Hrsg.) (2004) Genussbarometer Deutschland. Wie wir zu leben verstehen. Berlin: Ch. Links.

Proust, M. (2004). Unterwegs zu Swan. Auf der Suche nach der verlorenen Zeit 1. Frankfurt a.M.: Suhrkamp.

Reason, J. (1994). Menschliches Versagen. Psychologische Risikofaktoren und moderne Technologien. Heidelberg: Spektrum Verlag.

Rousseau, J.-J. (1998). Emil oder Über die Erziehung (13. Aufl.). Paderborn: UTB.

Schiffer, E. (1996). Warum Huckleberry Finn nicht süchtig wurde. Anstiftung gegen Sucht und Selbstzerstörung bei Kindern und Jugendlichen. Weinheim: Beltz.

Seligman, M.E.P. (2003). Der Glück-Faktor. Warum Optimisten länger leben. Ulm: Ehrenwirth.

Sentker, A. (1996). Bewußtseinsforschung (II): Die Zeit als Hirngespinst. Die Zeit (Online), 51.

Spitzer, M. (2007). Vom Sinn des Lebens. Wege statt Werke. Stuttgart: Schattauer.

Stavemann, H.H. (1999). Emotionale Turbulenzen. Kognitive Verhaltenstherapie von Angst, Aggression, Depression und Verzweiflung. Weinheim: Beltz.

Strassmann, B. (2003). Fühlen Sie mal. Die Zeit (Online), 31.

Thich Nhat Hanh (2002). Das Wunder der Achtsamkeit (11. Aufl.). Berlin: Theseus.

Titze, M. (1995). Die heilende Kraft des Lachens. Mit therapeutischem Humor frühe Beschämungen heilen. München: Kösel.

Watson, L. (2001). Der Duft der Verführung. Das unbewusste Riechen und die Macht der Lockstoffe. Frankfurt a.M.: Fischer.

Wilhelm, R. (Hrsg.) (1979). Frühling und Herbst des Lü Bu We. Köln: Diederichs Verlag.

Zschokke, A. (Hrsg.) Der Gesang der Wüste. Hear the World. Das Magazin für Hörkultur (4).

Zschokke, A. (Hrsg.) Hear the World. Das Magazin für Hörkultur (2).

Zschokke, A. (Hrsg.) Hear the World. Das Magazin für Hörkultur (3).

Zschokke, A. (Hrsg.) Hear the World. Das Magazin für Hörkultur (5).

Zschokke, A. (Hrsg.) Hear the World. Das Magazin für Hörkultur (6).

Über die Autorin

Mag. Beate Handler ist Klinische Psychologin, Gesundheitspsychologin, Arbeitspsychologin und Psychotherapeutin (Verhaltenstherapie). Sie hat langjährige verhaltensmedizinische Erfahrung in den Bereichen Psychosomatische Erkrankungen, Burnout und Stressfolgen, Hörstörungen und Tinnitus. Das intensive Arbeiten mit Menschen, die davon betroffen sind, trägt dazu bei, dass die Auseinandersetzung mit der Thematik Genuss, Wohlbefinden und Selbstfürsorge eine wichtige Stelle in ihrer psychologischen und psychotherapeutischen Arbeit einnimmt.

In ihrer Psychologischen und Psychotherapeutischen Praxis arbeitet sie mit Erwachsenen, Kindern und Jugendlichen, die von unterschiedlichen psychischen Störungsbildern betroffen sind. Wissenschaftliches Arbeiten, Vorträge, Workshops, Coaching und Supervision zählen zu ihren weiteren Tätigkeitsfeldern.

Mag. Beate Handler
Klinische-, Gesundheits- & Arbeits-Psychologin
Psychotherapeutin – Verhaltenstherapie
0676/4077108
www.psychotherapie-verhaltenstherapie.com
beate.handler@goldegg-verlag.at

Stichwortverzeichnis